LES
NOUVEAUX PROCÉDÉS D'INVESTIGATION
DANS LE DIAGNOSTIC
DES
MÉNINGITES TUBERCULEUSES

(CYTODIAGNOSTIC, BACTÉRIOLOGIE, CRYOSCOPIE, PERMÉABILITÉ)

PAR

Le Dr André LUTIER

ANCIEN INTERNE DES HÔPITAUX DE PARIS
MÉDAILLE DE BRONZE DE L'ASSISTANCE PUBLIQUE

PARIS

G. STEINHEIL, ÉDITEUR

2, RUE CASIMIR-DELAVIGNE, 2

—

1903

LES NOUVEAUX PROCÉDÉS D'INVESTIGATION

DANS LE DIAGNOSTIC

DES

MÉNINGITES TUBERCULEUSES

TRAVAUX ANTÉRIEURS

1. **Note sur l'excitabilité mécanique des nerfs chez les aliénés** (en collaboration avec MM. FÉRÉ et DAUZATS). *Soc. de biologie*, 21 octobre 1899.

2. **Nouvelles observations sur les tératomes expérimentaux** (en collaboration avec M. FÉRÉ). *Arch. d'anat. microscopique*, décembre 1900.

3. **Occlusion intestinale par hernie interne et volvulus de l'iléon dans l'aire mésentérique de Trèves.** *Soc. anat.*, 29 juin 1900.

4. **Atrophie congénitale complète des testicules. Absence d'infantilisme et de féminisme** (en collaboration avec M. WIDAL). *Soc. méd. des hôpitaux*, 14 mars 1902.

5. **Actinomycose du maxillaire inférieur.** (Recherches pour M. GUINARD.) *Soc. de chirurgie*, 14 février 1900.

6. **Cytologie du liquide céphalo-rachidien des syphilitiques.** *Soc. méd. des hôpitaux*, 11 février 1902. (Communication de M. WIDAL.)

7. **Recherche du bacille d'Eberth dans le sang des typhiques.** *Soc. méd. des hôpitaux*, 5 décembre 1902. (Communication de M. WIDAL.)

8. **Cytologie du liquide céphalo-rachidien dans les pneumonies avec délire**, in art. : Étude cytologique du liquide céphalo-rachidien. *Traité de pathologie générale de* BOUCHARD, t. VI.

LES
NOUVEAUX PROCÉDÉS D'INVESTIGATION

DANS LE DIAGNOSTIC

DES

MÉNINGITES TUBERCULEUSES

(CYTODIAGNOSTIC, BACTÉRIOLOGIE, CRYOSCOPIE, PERMÉABILITÉ)

PAR

Le Dr André LUTIER

ANCIEN INTERNE DES HÔPITAUX DE PARIS
MÉDAILLE DE BRONZE DE L'ASSISTANCE PUBLIQUE

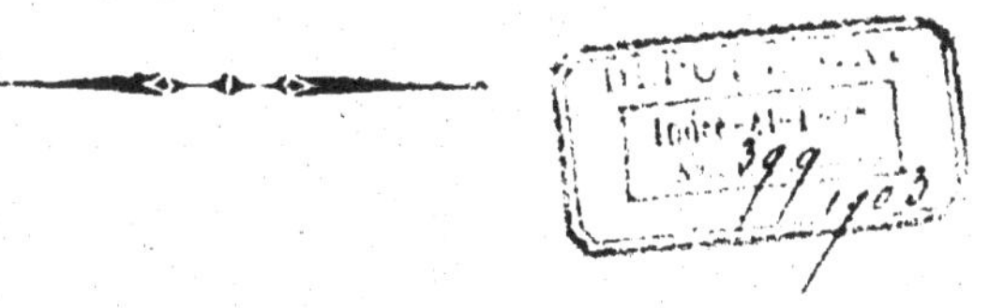

PARIS

G. STEINHEIL, ÉDITEUR

2, RUE CASIMIR-DELAVIGNE, 2

1903

AVANT-PROPOS

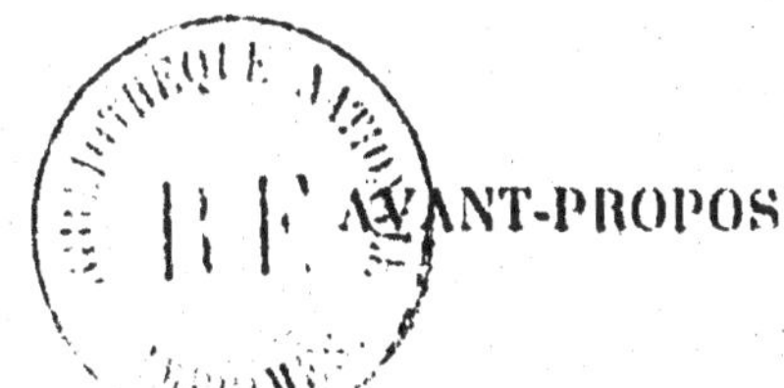

Nous sommes heureux de l'occasion qui se présente à nous de remercier nos maîtres dans les hôpitaux, des marques d'intérêt qu'ils nous ont toujours témoignées.

MM. Picqué et Barth, pendant nos années d'externat, nous ont enseigné l'art d'examiner les malades et nous ont donné le goût des études cliniques.

MM. Féré, Barié, Parmentier, Widal, Dupré, Reynier, Bonnaire, Demelin, Bouglé, nos maîtres d'internat, nous ont aidé de leurs conseils et nous ont toujours témoigné une vive sympathie, dont nous leur sommes reconnaissant.

M. le professeur Le Dentu, MM. Chauffard, Merklen, Letulle, Mauclaire ont guidé nos premiers pas en médecine, et nous en gardons le souvenir.

Enfin nous adressons nos remerciements à M. Moizard, qui nous a accueilli si aimablement dans son service des Enfants-Malades.

INTRODUCTION

La méningite tuberculeuse est une maladie dont le médecin ne prononce le nom dans une famille, que lorsqu'il est absolument certain de son diagnostic : car on doit continuer à la considérer comme un arrêt de mort.

Dans la grande majorité des cas, les symptômes cliniques suffisent assurément pour diagnostiquer la nature de la méningite tuberculeuse. Mais quel est le médecin qui, dans certains cas, ne s'est trouvé dans l'impossibilité de formuler avec assurance une opinion ?

Il n'est, en effet, aucun signe clinique pathognomonique de la méningite.

La méningite tuberculeuse peut, dans certains cas, surtout chez l'adulte, dans les formes de méningite en plaques, décrites par le professeur Chantemesse, donner lieu à un minimum de symptômes, et être facilement méconnue.

D'autre part, le tableau classique de la méningite tuberculeuse peut se rencontrer au cours de diverses affections, comme la grippe, la pneumonie (pneumonie méningitique de l'enfant : Rilliet et Barthez), la gastro-entérite chez l'enfant, au cours de l'hystérie : pseudo-méningites, méningisme de M. Dupré.

Enfin, si le diagnostic de méningite est parfois difficile à établir, le diagnostic de la nature de la méningite ne laisse pas d'être parfois épineux : certaines formes de méningite cérébro-spinale épidémique, surtout des formes chroniques, interrompues par des rémissions, peuvent simuler la méningite tuberculeuse. Le pronostic, si différent dans ces cas, est très important et est lié directement au diagnostic : on avait fondé sur le signe de Kiernig des espérances qui ont été déçues.

La syphilis peut provoquer une méningite aiguë de la base, simulant la méningite tuberculeuse (Widal et Le Sourd, Brissaud et Brécy, Gaillard).

C'est devant ces difficultés, qu'on s'est efforcé de demander aux procédés de laboratoire un secours à la clinique.

On s'est d'abord adressé à l'étude du sang. L'hématologie peut servir, dans certains cas, par exemple, à différencier la méningite tuberculeuse, qui se caractérise par une leucocytose moyenne et une lymphocytose, d'une fièvre typhoïde, dans laquelle on trouve de la leucopénie, ou d'une méningite cérébrospinale, dans laquelle on trouve en général, une leucocytose polynucléaire accentuée. Mais elle ne donne pas de résultats assez certains ni assez constants pour pouvoir trancher un diagnostic hésitant.

La méningite tuberculeuse se caractérise par une leucocytose moyenne (10.000 à 20.000 globules blancs) et une lymphocytose (Achard et Loeper). De plus, on ne trouve aucun des caractères du sang phlegmasique, bien décrits par Hayem : pas de formation de réticulum fibrineux, pas de modifications du mode d'agglomération des globules rouges, etc.

On s'est encore adressé à l'examen bactériologique du sang pour éclairer le diagnostic. On a pu constater le méningocoque ou le pneumocoque dans le bouillon ensemencé avec le sang recueilli pendant la vie (Netter) chez des malades atteints de méningite cérébro-spinale. Mais l'absence de méningocoque, ou de microbe quelconque, ne suffit pas à faire admettre la nature tuberculeuse d'une méningite.

Quelques tentatives de diagnostic de la méningite tuberculeuse par la tuberculine ont été faites (Maurange, Grasset et Vedel). Mais la tuberculine est une substance dangereuse à manier.

On a encore essayé l'épreuve du séro-diagnostic de la tuberculose, selon la méthode préconisée par Arloing et Courmont.

Dans 3 cas de méningite tuberculeuse, M. Paul Courmont a constaté que 2 fois, chez des enfants, le liquide céphalo-rachidien n'a pas agglutiné une culture de bacille de Koch, que dans 1 cas, chez un adulte, il n'a donné qu'une réaction faible avec le sang ; sur 7 cas, 5 fois la réaction a été négative, et 2 fois positive (adultes).

Les humeurs des sujets, et spécialement des enfants, atteints de granulie méningée, n'agglutinent donc pas, en général, le bacille de Koch. La virulence et la rapidité d'évolution de la tuberculose méningée chez l'enfant ne laissent pas se développer, dans la séreuse surinfectée, la réaction locale qui aboutit à la formation de la substance agglutinante. De plus, la méthode d'Arloing et Courmont est en général d'une pratique difficile.

En tous cas, ces deux dernières méthodes (épreuve de

la tuberculine et sérodiagnostic) sont susceptibles seulement de montrer qu'il existe ou non dans une région quelconque de l'organisme des bacilles tuberculeux, mais ne permettent pas de porter le diagnostic de tuberculose en évolution.

Grâce à la ponction lombaire de Quincke, les recherches ont pu se diriger vers l'examen du liquide céphalo-rachidien : c'était une attaque directe au siège même du mal. C'était de ce côté que les études devaient être le plus fructueuses, car elles portaient directement sur le milieu dans lequel baignent les parties lésées. On pouvait dès lors, par une sorte de biopsie, vérifier sur le vivant les lésions les plus légères des méninges.

On s'est d'abord contenté d'analyser les caractères macroscopiques, l'aspect du liquide, sa pression, sa teneur en albumine ou en fibrine : ce sont-là des signes qui ont leur valeur, mais insuffisants pour étayer un diagnostic.

Un progrès considérable fut réalisé du jour où MM. Widal, Sicard et Ravaut appliquèrent la cytologie au liquide céphalo-rachidien et au diagnostic des méningites.

L'examen bactériologique, seul capable de donner une attitude, et qui était réduit il y a quelques années à la recherche directe, inconstante, du bacille dans le liquide céphalo-rachidien, s'est enrichi de procédés plus fidèles : des milieux de culture appropriés au développement du bacille ont été trouvés par MM. Bezançon et Griffon ; l'inoculation au cobaye s'est perfectionnée et sa valeur a été fixée par MM. Widal et Le Sourd.

Les méthodes d'exploration se multiplièrent : la cryoscopie (Widal, Sicard et Ravaut), l'hématolyse (Bard), l'étude de la perméabilité méningée (Widal, Sicard et Monod) furent successivement proposées.

Nous sommes actuellement en possession de moyens d'investigation dont quelques-uns (ponction lombaire, cytodiagnostic, inoculation, etc.) ne sont plus des procédés de laboratoire, mais des méthodes cliniques usuelles. Tout praticien peut faire une ponction lombaire aussi facilement qu'une thoracentèse: s'il ne possède pas l'outillage nécessaire pour l'examen du liquide céphalo-rachidien, il peut envoyer celui-ci dans un laboratoire. Ces moyens d'investigation nous permettent de dépister la méningite tuberculeuse dès le début, avant l'apparition du tableau clinique de la maladie et peuvent nous donner presque toujours une certitude sur la nature de cette méningite.

Avant de parler désormais de prétendues méningites tuberculeuses terminées par la guérison, il faudra donc toujours avoir le.contrôle de l'examen du liquide céphalo-rachidien et surtout le contrôle de son inoculation qui est indispensable Aacune des observations citées jusqu'à présent ne peut se prévaloir de cette épreuve.

Nous n'avons eu d'autre but, en faisant ce travail, que de présenter une étude synthétique de la question du diagnostic des méningites tuberculeuses par les méthodes de laboratoire, de comparer ces méthodes entre elles, et d'apporter, comme contribution à cette étude, le résultat de nos observations personnelles : les idées émises ne sont d'ailleurs que le reflet de l'enseignement fait par notre maître M. Widal, dans ses brillantes leçons cliniques de l'hôpital Cochin.

CHAPITRE PREMIER

PONCTION LOMBAIRE

Historique. — Pratiquée pour la première fois, en 1890, par Quincke, médecin de Kiel, qui la considérait comme une panacée pour les maladies du système nerveux, elle fut appliquée d'abord à la thérapeutique, puis à l'étude bactériologique du liquide céphalo-rachidien, puis aux injections sous-arachnoïdiennes et à la rachicocaïnisation. Mais c'est son application, plus récente, à l'examen cytologique du liquide céphalo-rachidien, qui en a fait un moyen d'investigation courant, en usage, aujourd'hui, dans tous les services de médecine [Widal, Sicard et Ravaut (1)].

Technique opératoire. — La technique est des plus simples.

1° *Lieu d'élection.* — Entre la membrane pie-mérienne tapissant le cône terminal de la moelle et s'arrêtant en regard de la 2ᵉ vertèbre lombaire, et le cul-de-sac inférieur formé par les membranes accolées arachnoïdo-durales qui vont se terminer au niveau de la 2ᵉ vertèbre sacrée, existe un large confluent compris à l'intérieur du canal rachidien.

(1) Cytodiagnostic des méningites, *Soc. biol.*, 13 octobre 1900.

Ce confluent mesure environ 20 à 25 centimètres de hauteur et 2 centimètres de largeur. C'est lui qu'il faut ponctionner. Il ne contient que du liquide céphalo-rachidien au sein duquel flottent les nerfs de la queue de cheval. Il est donc impossible de blesser la moelle, si l'on ponctionne le 3e, le 4e ou le 5e espace lombaire.

Le 4e espace est préférable. On le repère aisément sur une ligne transversale qui réunit entre elles les deux crêtes iliaques et qui passe juste sur la 4e apophyse lombaire, ou bien encore avec le doigt qui va sentir la dépression lombo-sacrée, toujours facilement reconnue, et qui remonte en touchant la 5e apophyse épineuse lombaire puis la 4e. Le 4e espace est situé entre la 4e et la 5e apophyse épineuse.

Chez le vieillard, dont les cartilages tendent à l'ossification, on choisira, par tâtonnement, l'espace le plus dépressible.

2° *Attitude du sujet.* — En règle générale, le malade sera placé dans le décubitus latéral droit ou gauche suivant l'éclairage de la salle, la tête légèrement soulevée par un coussin, les cuisses fléchies fortement sur le bassin, dans la position en chien de fusil. On recommande au malade de *faire le gros dos.* Dans cette attitude les lames vertébrales s'écartent, au maximum, d'environ 1 centimètre et demi. Le dos du malade est rapproché du bord du lit.

La position assise tend à provoquer l'issue trop brusque du liquide, fatigue les malades, et favorise la réaction de défense musculaire.

3° *Instruments.* — L'aiguille à ponction lombaire est une aiguille en platine, de préférence, qui peut se tordre sans casser (en acier, elle pique mieux, mais risque de se casser). Cette aiguille a une longueur de 10 centimètres et un diamètre de 8 dixièmes de millimètre à 1 millimètre. L'une des extrémités est taillée en biseau pointu et assez court ; l'autre est un pavillon qui peut se fixer à l'embout d'une seringue de Pravaz.

Les aiguilles ou les fins trocarts de l'appareil Potain peuvent servir également.

Pour les enfants, il suffit d'une aiguille de 4 à 5 centimètres de longueur.

4° *Précautions aseptiques.* — L'aiguille aura été maintenue pendant 10 minutes dans l'eau bouillante, ou mieux stérilisée à l'autoclave, dans un tube à essai. Dans sa lumière aura été passé un fil d'argent. Pour pratiquer la ponction, ce fil d'argent sera laissé dans l'aiguille, affleurant le biseau de sa pointe.

La région lombaire est désinfectée, à l'eau et au savon, puis à l'éther et à l'alcool.

L'opérateur se lave les mains.

5° *Anesthésie.* — L'anesthésie locale sera obtenue par un jet de chlorure d'éthyle ou la simple application de coton imbibé d'éther. La piqûre de la peau seule est sensible.

6° *Opération.* — L'index gauche de l'opérateur est posé sur l'angle inférieur de l'apophyse épineuse choisie, la 4° en général. L'aiguille, tenue de la main droite, pénétrera immédiatement au-dessous de l'index gauche, sur la ligne médiane, traversera rapidement la peau, puis sera enfoncée, très légèrement oblique en haut et en avant, suivant la direction de l'apophyse épineuse, d'une façon progressive et sans à-coups, d'une profondeur de 4 à 6 centimètres environ chez l'adulte, de 1 à 2 centimètres chez l'enfant de 2 à

12 ans. Elle traversera successivement le ligament inter-épineux et le ligament jaune interlaminaire. Elle pénètre alors dans le canal vertébral et on éprouve la sensation d'une résistance vaincue. L'aiguille va alors perforer le sac arachnoïdien. Elle peut aller buter sans inconvénient sur la face postérieure du corps vertébral au niveau du ligament vertébral commun postérieur. Un très léger mouvement de retrait assure sa position en plein confluent sous-arachnoïdien.

Le liquide céphalo-rachidien s'écoule alors.

La prise faite, d'un mouvement brusque on retire l'aiguille et l'on obture l'orifice cutané par un peu de collodion ou par un léger attachement à la teinture d'iode (1).

Incidents. — Le plus ordinairement, 9 fois sur 10, une ponction bien réglée n'est jamais blanche.

L'aiguille peut être arrêtée par une résistance osseuse (apophyse épineuse ou lame vertébrale). Il suffit de retirer légèrement la pointe et de la diriger moins obliquement, plus perpendiculairement à la colonne vertébrale. Les débutants ont, en effet, toujours tendance à se diriger trop obliquement.

Parfois on a éprouvé la sensation bien nette de la pénétration de l'aiguille, et pourtant l'écoulement n'a pas lieu : les racines nerveuses de la queue de cheval sont venues oblitérer le biseau de l'aiguille. Quelques légers mouvements de rotation, de torsion, de pénétration ou de retrait suffisent alors à libérer l'extrémité pointue. Dans certains

(1) La ponction sur la ligne médiane, telle que nous venons de la décrire, nous paraît plus facile à faire que la ponction pratiquée latéralement, en dehors de l'apophyse épineuse.

cas le liquide ne s'écoule pas parce qu'il est trop épais : on adapte alors à l'aiguille une seringue et on aspire le liquide doucement.

En tous cas, dans les cas hésitants, il faut toujours, pour s'assurer si l'on a fait ou non fausse route, recourir au *procédé du mandrin* : on pousse dans la lumiè c du tube un fil métallique, stérilisé en même temps que l'aiguille. Il est même avantageux de laisser ce mandrin dans l'aiguille pour faire la ponction. Quand on croit être dans le canal rachidien, on regarde si une goutte de liquide apparaît au pavillon de l'aiguille, auquel cas on retire le mandrin ; sinon on enfoncera davantage celui-ci et on s'assurera ainsi que l'aiguille n'est pas bouchée et qu'elle est bien dans le confluent arachnoïdien.

Enfin il peut exister une anomalie anatomique. Sicard a signalé l'arrêt de développement du cul-de-sac dural au niveau de la 4° lombaire. Mais c'est là un fait exceptionnel.

L'écoulement de sang pur par l'aiguille n'est qu'un simple contre-temps, qui n'est jamais suivi d'ennuis post-opératoires. Il faut attendre quelques secondes. Souvent la teinte sanguine va s'atténuant, et bientôt le liquide s'échappe, teinté en rose d'abord, puis franchement limpide. Si le sang coulait toujours aussi rutilant, on retirerait définitivement la canule, soit pour ponctionner un espace supérieur ou inférieur, soit pour remettre à plus tard une nouvelle intervention. Cette légère hémorragie est due à la blessure de petites veinules ou artérioles intra ou extra-dure-mériennes.

Un autre petit incident peut survenir au moment même de la pénétration de l'aiguille dans le sac sous-arachnoïdien. C'est la production d'un spasme douloureux dans les muscles d'une ou des deux cuisses. Cette sensation s'atténue très rapidement et ne doit nullement inviter l'opérateur à retirer hâtivement l'aiguille. Cette crampe musculaire est due au tiraillement de quelques filets nerveux de la queue de cheval et ne persiste jamais après la ponction.

Après l'opération, si la quantité du liquide retiré a été un peu forte, dépassant 10 centimètres cubes, on peut observer parfois de la céphalée, un léger vertige, et même quelques nausées. Ces symptômes peuvent durer quelques heures, en moyenne 10 à 12 heures. Ils ne présentent aucune gravité, et n'apparaissent presque jamais si l'on a soin de faire garder le lit pendant 24 heures et même, pendant quelques heures, la tête plus basse que le siège, et de ne procéder que goutte à goutte à l'évacuation du liquide, ce que l'on obtient, quand il y a hypertension, en adaptant un tube de caoutchouc au pavillon de l'aiguille et en réglant, par pression de ce tube, la sortie du liquide.

Ces troubles sont dus à ce fait que le liquide céphalorachidien continue à se répandre au niveau de l'espace épidural, grâce au petit pertuis dure-mérien créé par la piqûre de l'aiguille, surtout dans la position assise ou debout, dans laquelle la tension s'exagère.

Dans les méningites, on retire souvent une assez grande quantité de liquide (25 à 30 centimètres cubes) non seulement sans inconvénient, mais même pour le plus grand bien des malades : ce liquide est vite remplacé, vu sa prodigieuse facilité de reproduction. En règle générale, il ne faut pas dépasser 30 centimètres cubes.

Contre-indications. — Il n'existe pas de contre-indication absolue à la ponction lombaire quand on sait être prudent. Il suffit de modérer la vitesse d'écoulement et de n'évacuer que de petites quantités de liquide, pour opérer en toute sécurité.

On a rapporté quelques observations de syncope mortelle par trop brusque décompression, au cours de la ponction lombaire, dans des cas de tumeur cérébrale ou surtout cérébelleuse.

Mais il n'existe aucun danger à tenter la ponction lombaire dans les diverses variétés de méningites chroniques ou de méningites aiguës, tuberculeuses ou à cocci divers. Les statistiques si nombreuses faites à ce sujet ne laissent aucun doute à cet égard.

Valeur thérapeutique. — Loin d'être dangereuse, la ponction lombaire est au contraire souvent utile dans la thérapeutique de la méningite tuberculeuse.

Un certain nombre d'auteurs (Fürbringer, Oppenheim, Lenhartz) ont observé l'amélioration de certains symptômes tels que la céphalée, les vomissements, le nystagmus.

Koths (1900) signale, chez 20 enfants atteints de méningite tuberculeuse, une amélioration passagère des symptômes comateux et un retour momentané de l'appétit.

M. Faisans (1901) a observé la disparition d'une aphasie presque complète, dans un cas de méningite tuberculeuse, quelques heures après l'évacuation de 8 à 10 centimètres cubes de liquide céphalo-rachidien.

Widal et Sicard dans 3 cas ont calmé une céphalée violente de méningite tuberculeuse que ne pouvaient calmer les analgésiques ordinaires.

Nous avons nous-même observé dans plusieurs cas une amélioration passagère de la céphalalgie.

Par contre, M. Marfan n'a jamais eu de résultats.

Il est certain que l'action thérapeutique est plus nette au cours des méningites bactériennes non tuberculeuses.

CHAPITRE II

SIGNES ACCESSOIRES TIRÉS DE L'EXAMEN
DU LIQUIDE CÉPHALO-RACHIDIEN

1° **Pression.** — Dès ses premières recherches, Quincke fit l'étude de la pression du liquide céphalo-rachidien chez l'homme à l'état normal et au cours de certains états pathologiques. Il opérait en adaptant à l'extrémité libre de la canule un petit manomètre.

Quincke évalue la pression normale à environ 40 à 60 millimètres d'eau.

Cette pression est susceptible d'augmenter considérablement dans les états pathologiques et ce sont les plus hautes pressions qui sont observées dans la méningite tuberculeuse.

Naunyn a trouvé, dans un cas de méningite tuberculeuse, une pression de 700 millimètres.

Quincke et Ricken ont trouvé 250 à 460 millimètres. Ils remarquèrent que, chez un même malade, au cours de la même ponction, les pressions subissent des oscillations spontanées, quelquefois considérables, en rapport avec le nombre de pulsations cardiaques, les positions de la tête, les actes respiratoires, la compression d'une fontanelle.

La pression augmente dans l'acte de parler, de tousser, en un mot dans tous les actes qui peuvent influencer la circulation cérébrale : d'où l'utilité de recommander au patient de tousser, quand le liquide a de la difficulté à sortir de l'aiguille.

MM. Widal et Sicard ont fait construire un petit appareil destiné à mesurer la pression du liquide céphalo-rachidien.

Il s'agit d'un manomètre simple à tube de verre capillaire fixé verticalement sur une planchette de bois et relié à l'aiguille par un tube de caoutchouc. Tout le système est d'abord rempli d'eau stérilisée. Puis on laisse s'écouler par l'aiguille une légère quantité de cette eau, de telle façon que le disque supérieur de la colonne capillaire liquide affleure au niveau d'un trait fictivement déterminé. Ce trait doit se trouver sur un plan sensiblement parallèle au plan du champ opératoire. S'il ne l'était pas, rien n'est plus facile, par un simple calcul, que de ramener à la pression exacte le chiffre trouvé après ponction lombaire. L'appareil est préparé sur une planche, auprès du lit du malade. Puis, la ponction est faite. On adapte à l'aiguille l'embout du tube de caoutchouc : il ne reste plus qu'à noter les degrés d'ascension de la colonne d'eau à l'intérieur du tube capillaire.

Nous avons trouvé dans un cas (obs. 16) avec cet appareil, une pression considérable : 700 millimètres d'eau.

Plus simplement, on peut apprécier approximativement la pression, par l'écoulement du premier jet à travers l'orifice de sortie de l'aiguille. Si l'on a soin de placer toujours le malade dans la même position et de se servir d'aiguilles de même calibre, on arrive rapidement à apprécier les différences de pression chez tel ou tel malade.

Il peut exister une cause d'erreur, si la lumière de l'aiguille est en partie bouchée : le liquide peut alors s'écouler goutte à goutte même si la tension est élevée.

Mais, même en dehors de ces faits, l'hypertension n'est pas constante dans la méningite tuberculeuse. Sur 22 de nos observations où la pression a été notée, on a remarqué 15 fois seulement de l'hypertension.

2° **Aspect macroscopique.** — A l'état normal, le liquide céphalo-rachidien de l'homme est clair, d'une limpidité parfaite, comme de l'eau de roche.

a) Liquide clair, incolore. — Au cours des méningites, aussi bien des méningites tuberculeuses que des méningites cérébro-spinales bactériennes, il peut garder son aspect limpide et transparent ; mais ce fait est bien plus fréquent dans les méningites tuberculeuses. Sur nos 41 observations de méningite tuberculeuse, 23 fois le liquide céphalo-rachidien était limpide.

b) Liquide jaune. — Au cours des méningites aiguës comme au cours des hémorragies du névraxe ou au cours de l'ictère chronique, le liquide céphalo-rachidien peut présenter une teinte jaune ou une teinte dichroïque jaune verdâtre. Cette teinte peut passer inaperçue à un examen rapide. Elle demande parfois à être recherchée. Le tube qui contient le liquide doit être regardé directement de haut en bas sur un fond légèrement éclairé, de façon que l'œil puisse apprécier une plus grande épaisseur de liquide. Cette teinte jaune peut s'effacer rapidement, en quelques heures, dans les tubes laissés à l'air libre et à la lumière. D'autre part, il faut se garder d'une cause d'erreur. A une seconde ponction, faite chez le même malade, l'apparition de la coloration jaune peut ne pas avoir la même valeur que sa constatation lors de la première ponction. Il peut s'être produit, au cours de la première ponction, une piqûre vasculaire accidentelle, constatée ou non par l'écoulement d'un liquide sanguinolent. La teinte jaunâtre peut alors être due à une hémorragie accidentelle.

Bard (1) a signalé cette teinte jaune dans 1 cas de méningite tuberculeuse, dans 1 cas de méningite cérébro-spinale purulente et dans 2 cas de paraplégie. Netter, Widal (2) l'ont signalée dans la méningite tuberculeuse.

Sur nos 41 observations de méningite tuberculeuse, nous avons noté 8 fois la présence d'un liquide jaune.

On n'est pas fixé sur la pathogénie de cette teinte jaune. Elle n'est pas produite par l'hémoglobine, car dans les recherches de Bard, Widal et Sicard, les réactions de l'hémoglobine ont été négatives. Il s'agit vraisemblablement d'un pigment spécial, du pigment normal du sérum, la lutéine (Hénocque).

Cette coloration est peut-être le fait de petites hémorragies pie-mériennes, si fréquentes dans la méningite tuberculeuse. Elle peut être due aussi au passage du plasma sanguin dans le liquide céphalo-rachidien, en raison des troubles de perméabilité méningée et d'isotonie, qui existent dans la méningite tuberculeuse.

La teinte jaune n'a pas de valeur pour le diagnostic de la méningite tuberculeuse. Elle indique seulement un état pathologique du liquide céphalo-rachidien.

c) *Liquide trouble.* — Le liquide peut, dans la méningite

(1) *Soc. de Biol.*, 6 juillet 1901.
(2) *Soc. de Biol.*, 30 novembre 1901.

tuberculeuse, être louche, floconneux, et même purulent, tout comme dans les méningites aiguës cérébro-spinales.

Cet aspect purulent se rencontre surtout dans la période terminale des méningites tuberculeuses, alors que les granulations sont caséifiées. C'est dans ces cas surtout qu'on trouve dans le liquide de nombreux polynucléaires et des bacilles de Koch.

L'aspect du liquide peut changer chez le même malade, pendant l'évolution de la maladie. Clair et limpide au début, il peut se montrer ultérieurement, à une seconde ou une troisième ponction, louche ou purulent.

Sur nos 41 observations, 9 fois nous trouvons un liquide trouble à la première ponction; 5 fois le liquide a été clair au début, puis trouble aux ponctions suivantes.

d) Formation d'un coagulum fibrineux. — Le plus souvent, dans les liquides de méningite aiguë, tuberculeuse ou bactérienne, même dans les liquides clairs, il se forme, après quelques instants de repos, de petits flocons qui se déposent ou un coagulum fibrineux plus ou moins considérable. Ces flocons ou ce coagulum sont constitués par de la fibrine et des leucocytes, surtout des polynucléaires quand le liquide en contient.

Dans les méningites tuberculeuses, ce précipité de fibrine se fait sous forme de voile mince, ténu, grisâtre, transparent, flottant au sein du liquide.

Au contraire, dans les méningites bactériennes, il présente une consistance plus ferme, un aspect jaunâtre plus opaque et plus sale ; il est plus abondant et plus adhérent aux parois du tube.

L'abondance du coagulum fibrineux est en rapport

avec l'intensité de la réaction inflammatoire des méninges.

Sur 17 de nos observations, où la formation d'un coagulum fibrineux a été recherchée, 16 fois elle a été observée.

c) Valeur séméiologique de l'aspect macroscopique du liquide céphalo-rachidien. — En règle générale, le liquide des méningites tuberculeuses est limpide à son issue, mais il se trouble légèrement par le repos.

Dans les méningites bactériennes, cocciques, le liquide est plus ou moins trouble à son issue ou même purulent.

Dans l'hydrocéphalie, il est clair comme de l'eau de roche et ne laisse pas déposer de sédiment ni de coagulum après repos.

Mais il ne faudrait pas attacher une trop grande valeur à ces signes.

Il est bon de se rappeler, pour la pratique, qu'un liquide s'écoulant sous forte pression, jaune ou plus ou moins trouble, indique un état pathologique du système nerveux. S'il se forme, après repos, un coagulum fibrineux plus ou moins épais, on peut diagnostiquer le plus souvent une méningite aiguë, sans présumer de sa nature.

En résumé, les signes tirés de la pression et de l'aspect macroscopique du liquide céphalo-rachidien manquent de précision. Il faut néanmoins leur attacher une certaine importance clinique, car leur constatation, immédiate, au moment même de la ponction lombaire, et facile, sans l'aide d'aucune manipulation, peut déjà mettre sur la voie du diagnostic.

3° **Analyse chimique.** — Le liquide céphalo-rachidien normal contient une quantité considérable de chlorure de sodium : en moyenne 6 grammes par litre (Richet). Il contient en outre, en proportions très faibles, des phosphates, sulfates, carbonates ; des traces d'albumine (sérum globuline : 0,06 à 0,20 p. 1.000, et des traces de glycose.

Mais il est à remarquer qu'il ne contient pas de sérine (sérum albumine), ni de fibrinogène, ni ferment-fibrine (Arthus, Sicard).

a) *Chlorures*. — Les dosages pratiqués au cours de la méningite tuberculeuse ont presque toujours accusé une diminution du taux des chlorures.

b) *Albumine*. — Au cours des méningites aiguës en général, et des méningites tuberculeuses en particulier, tous les auteurs ont signalé l'augmentation de l'albumine, dépassant 1 gramme pour 1.000 et pouvant s'élever à 3 grammes.

Cliniquement, quand on verse quelques gouttes d'acide nitrique dans le liquide d'une méningite, ou qu'on le chauffe, on voit se former un abondant précipité.

De plus, il y a présence constante de sérine (sérum albumine), qui normalement fait défaut dans le liquide céphalo-rachidien, l'albumine n'y étant représentée que par la globuline (sérum globuline) à l'état de traces.

On sait que la sérine se reconnaît à ce qu'elle est précipitée par le sulfate de magnésie dissous à saturation, tandis que la globuline ne l'est pas.

c) *Fibrine*. — Au cours de la méningite tuberculeuse, comme au cours de toute méningite aiguë, il y a présence de fibrine en quantité notable dans le liquide céphalo-rachidien qui, normalement, n'en contient pas.

En résumé, au cours des méningites tuberculeuses, on

trouve une diminution des chlorures, une notable augmentation d'albumine, avec présence constante de sérine, et une assez grande quantité de fibrine. Ces deux dernières modifications chimiques se rencontrent dans tous les processus aigus méningés.

Mais les dosages analytiques sont longs et difficiles à faire et il faut disposer d'une assez grande quantité de liquide céphalo-rachidien (20 à 30 centimètres cubes). Ces recherches ne sont donc pas cliniques.

Le seul point à retenir, parce qu'il est facile à constater, sans aucune ressource de laboratoire, c'est que tout liquide céphalo-rachidien, même limpide, qui laisse déposer en son sein un coagulum de fibrine, ou qui donne, par l'addition d'acide nitrique ou par la chaleur, un abondant précipité, doit être considéré comme un liquide pathologique et le plus souvent comme un liquide de méningite aiguë (tuberculeuse ou bactérienne).

4° **Toxicité du liquide céphalo-rachidien.** — La toxicité du liquide céphalo-rachidien est nulle à l'état normal, aussi bien en injections sous-cutanées ou intra-veineuses qu'en injections intra-cérébrales, comme l'ont démontré Widal, Sicard et Lesné (1).

Peut-être existe-t-il dans le liquide céphalo-rachidien des sujets atteints de méningite tuberculeuse, des produits tuberculineux, des toxines (tuberculine ou autres substances toxiques) décelables par l'injection intra-cérébrale au cobaye, suivant la méthode de Roux et Borrel.

Widal, Sicard et Lesné ont trouvé le liquide céphalo-ra-

____

(1) *Soc. de biol.,* juillet 1898.

chidien toxique dans un cas de méningite tuberculeuse chez l'homme et dans 3 cas de méningite tuberculeuse expérimentale chez le chien.

M. Armand-Delille (1), en se servant de cobayes tuberculeux, réactifs infiniment plus sensibles que les cobayes sains, a obtenu aussi quelques résultats positifs.

Malgré ces quelques résultats positifs, le liquide céphalorachidien de l'homme, aussi bien à l'état normal que pathologique, n'est qu'exceptionnellement toxique pour le cobaye et le lapin, même après injection intra-cérébrale.

Nous n'insisterons pas davantage sur ces faits d'ordre scientifique pur, et qui ne peuvent, pratiquement, apporter aucun secours direct à la clinique.

(1) *Soc. de biol.*, 26 juillet 1902.

CHAPITRE III

CYTOLOGIE DU LIQUIDE CÉPHALO-RACHIDIEN

1° **Historique.** — A la suite des recherches cytologiques de Widal et Ravaut sur les épanchements séreux de la plèvre, des hydrocèles, etc., l'idée devait venir fatalement d'étudier au même point de vue les liquides céphalo-rachidiens. C'est alors que ces mêmes auteurs, avec M. Sicard (1), appliquèrent à l'étude des processus méningés aigus cette méthode, qui avait donné des résultats si intéressants pour l'étude de ces sérosités.

En fouillant la bibliographie, on ne trouve que quelques recherches antérieures de Wentworth, Bernheim et Moser, sur l'examen du liquide céphalo-rachidien au cours des méningites, dans lesquelles ils signalent la présence d'éléments cellulaires dans ces affections, discutent sur la présence de mononucléaires ou de polynucléaires dans la méningite tuberculeuse, mais ne tirent de ce fait aucune déduction pratique.

2° **Technique.** — L'examen cytologique du liquide céphalo-rachidien est plus simple que celui d'un liquide pleural, car ce liquide n'étant qu'exceptionnellement très fibrineux, on n'a pas besoin, en général, de le défibriner.

(1) Cyto-diagnostic des méningites. *Soc. biologie*, 13 oct. 1900.

Dans les cas rares où l'abondance de la fibrine obligerait à le défibriner, on mettrait dans le tube contenant le liquide, immédiatement après sa prise, de petites perles de verre et on agiterait jusqu'à formation d'un caillot qu'on enlèverait : le liquide serait ensuite centrifugé.

Le liquide céphalo-rachidien peut être recueilli par un praticien et envoyé dans un laboratoire : l'examen en doit être fait le plus tôt possible, car ces éléments figurés s'altèrent assez rapidement.

Comme on ne peut soustraire au patient que de faibles quantités de liquide céphalo-rachidien, et comme dans certains cas pathologiques le nombre des cellules qu'il contient est très restreint, il faut, pour bien recueillir ces éléments, suivre une technique très rigoureuse, qui a été indiquée dans les moindres détails par MM. Widal et Ravaut (1).

Il faut concentrer le plus possible les éléments cellulaires du liquide ; les préparations seront d'autant plus nettes que les éléments seront plus rapprochés et plus au contact les uns des autres.

Il faut étaler sur lames un dépôt cellulaire nageant dans une quantité de liquide aussi minime que possible. Si on laissait sur les lames une trop grande quantité de liquide, on risquerait, en fixant les préparations, de coaguler l'albumine que contiennent toujours en grande quantité les liquides de méningites. On risquerait également de voir les sels tenus en dissolution (le chlorure de sodium, si abondant) se cristalliser à la suite de l'évaporation. Sur la lame se for-

---

(1) *Traité de pathologie générale*, t. VI, p. 614.

merait alors un magma blanchâtre qui gênerait la coloration et rendrait presque impossible l'examen des préparations.

Pour répondre à ces différentes indications, et obtenir de bonnes préparations, il faut suivre rigoureusement et minutieusement les différents temps de la technique, ce qui d'ailleurs, avec un peu d'habitude, sera fait très aisément.

a) Prise du liquide. — Si le liquide qui s'écoule de l'aiguille est teinté de sang, il faut en laisser écouler quelques gouttes, et ne prendre autant que possible, pour l'examen, que du liquide clair.

Le liquide sera recueilli dans des tubes effilés à leur extrémité inférieure, s'adaptant exactement aux porte-tubes du centrifugeur.

b) Quantité nécessaire. — On opérera toujours sur 3 centimètres cubes de liquide. Tous les examens peuvent ainsi être comparés.

c) Centrifugation. — Le tube effilé est placé dans le porte-tubes du centrifugeur. Tous les centrifugeurs sont bons, mais, selon leur rapidité, il faudra prolonger plus ou moins longtemps la centrifugation : celle-ci sera complète lorsqu'une goutte de liquide examiné entre lame et lamelle ne contiendra plus d'éléments.

On se sert généralement d'un centrifugeur à main très rapide, celui de Krauss, tournant à 3.000 tours à la minute. On prolongera la centrifugation pendant dix minutes.

d) Décantation. — Si le liquide est très riche en éléments cellulaires, l'on apercevra au fond du tube un culot plus ou moins abondant. Si les éléments sont en nombre restreint, le culot ne sera pas assez abondant pour être aperçu à l'œil nu, et quelquefois on ne constatera que quelques globules rouges formant une tache au fond du tube ; ce sont des globules qui ont été entraînés par l'aiguille au moment de la piqûre des masses musculaires et qui sont entraînés par le liquide céphalo-rachidien.

Lorsque la centrifugation est achevée, le culot est assez adhérent au fond du tube pour que l'on puisse le retourner d'un seul coup : on laisse écouler tout le liquide.

e) *Prise du culot*. — Le tube effilé étant toujours maintenu renversé, la pointe en l'air, pour empêcher le liquide adhérent à la paroi de venir retomber au fond, l'on ira avec une pipette capillaire rechercher le culot. Les pipettes ordinaires ont un calibre trop gros : il faut les étirer à la flamme de façon à avoir une extrémité très fine sur une longueur de 1 ou 2 centimètres. La quantité de liquide qui reste au fond du tube est généralement suffisante pour venir d'elle-même par capillarité dans la pipette, entraînant avec elle les éléments qu'elle baigne ; on promène la pipette sur tout le fond de la pointe du tube et peu à peu toute la partie cen-trifugée vient par capillarité dans cette pipette.

Tous les éléments contenus dans les 3 centimètres cubes de liquide finissent de la sorte par être collectés dans une goutte ou deux de liquide.

f) *Étalement sur lames*. — On déposera tout le contenu de la pipette sur 3 ou 4 lames ; on le répartira en quantité égale sur chacune d'elles. La gouttelette ainsi déposée sur chaque lame ne sera pas étalée, comme du sang, avec une lame rodée ; car alors on entraînerait dans le bout de la préparation tous les gros éléments, qui risqueraient de passer inaperçus. Mais, avec un fil de platine ou avec le bout d'une pipette fermée, on étale, très peu de préférence, en faisant une série de cercles de plus en plus grands.

g) Fixation et coloration. — On laisse sécher les lames. Puis on fixe à l'alcool-éther à parties égales, pour les colorations à l'hématéine-éosine, au bleu de Unna ou à la thionine. La coloration au triacide d'Ehrlich nécessite la fixation des éléments, soit à l'aide de la chaleur (110°) à la plaque de toluène, soit à l'aide d'un bain de chloroforme durant 5 à 10 minutes (Josué).

On commence par verser doucement l'alcool-éther, car on pourrait entraîner quelques éléments cellulaires; on laisse évaporer le fixateur. Puis on lave plusieurs fois largement à l'alcool-éther, pour débarrasser la préparation des cristaux qui se sont formés lors de l'évaporation.

On colore par le bleu polychrome de Unna qui suffit pour un examen extemporané, ou à l'éosine-hématéine.

h) Examen microscopique. — On examinera les préparations, d'abord, avec un objectif de faible grossissement (nos 6 et 7) pour en inspecter toute l'étendue, puis avec l'objectif à immersion.

On ne saurait trop recommander, au cas où les éléments sont précaires sur une lame, d'examiner toutes les préparations faites avec la totalité de l'émulsion. Les leucocytes peuvent, en effet, être inégalement répartis et se montrer plus nombreux sur certaines préparations.

3° Formule cytologique de la méningite tuberculeuse. — A l'état normal, le liquide céphalo-rachidien, retiré par ponction lombaire sur le vivant, ne contient que peu ou pas d'éléments cellulaires.

Lorsque les méninges sont enflammées ou seulement

irritées, on voit apparaître dans le liquide céphalo-rachidien des éléments figurés, dont le nombre et la variété sont en rapport avec l'intensité et la nature de ces processus.

« Ces quelques cellules ne tombent pas au hasard des parois d'une plèvre ou d'une méninge.

« Leur présence est toujours commandée par les lésions de ces membranes, et leur nature est, dans nombre de cas, prévue par les lois de la phagocytose de Metchnikoff. Elles sont les témoins variables de la lutte mouvementée soutenue par la séreuse irritée et nous prouvent une fois de plus, au lit du malade, combien les réactions histologiques opposées par les tissus lésés diffèrent avec la nature des agents provocateurs (1). »

Dans la méningite tuberculeuse, l'examen cytologique révèle dans tous les cas, même quand le liquide est limpide et paraît normal, la présence de nombreux éléments cellulaires, qui, le plus souvent, ne sont représentés que par des lymphocytes et quelquefois par des lymphocytes mêlés à des polynucléaires et à des cellules endothéliales desquamées (grosses cellules à contour irrégulier, à gros noyau unique).

La formule cytologique de la méningite tuberculeuse est donc la lymphocytose, pure ou prédominante, mêlée à quelques polynucléaires et à quelques gros éléments uninucléés (cellules endothéliales desquamées).

Dans quelques cas exceptionnels les polynucléaires sont relativement nombreux. Dans leur première communication, MM. Widal, Sicard et Ravaut ont signalé un cas dans

______

(1) WIDAL et RAVAUT, *loc. cit.*

lequel on comptait 38 polynucléaires pour 62 lymphocytes. Dans leur article du *Traité de Pathologie générale*, ils citent un cas dans lequel on comptait 46 polynucléaires pour 54 lymphocytes. Ils n'ont jamais vu de méningites tuberculeuses avec polynucléaires sans lymphocytes assez nombreux.

Dans nos 41 observations, se trouvent 5 cas de méningite tuberculeuse à lymphocytose prédominante, mais avec 26 polynucléaires p. 100 dans l'une, 20 dans une autre, 14 puis 22 p. 100 dans la troisième, 29 puis 40 p. 100 dans une quatrième, 40 p. 100 dans une cinquième.

Si l'on n'a pris soin de centrifuger le liquide immédiatement après sa prise, ou si l'on néglige de dissocier le coagulum une fois formé, on constate une diminution considérable des polynucléaires, qui se trouvent englobés, pour la plupart, dans le caillot. En centrifugeant le liquide séparé du coagulum, on obtient presque toujours une formule lymphocytique absolument pure dans la plupart des cas.

C'est ce que nous avons vérifié dans l'observation 16. Dans le liquide centrifugé avant la formation du coagulum on trouvait 29 p. 100 de polynucléaires. Dans le liquide centrifugé après qu'on eût enlevé le coagulum on ne trouve plus que 12 p. 100 de polynucléaires.

La réaction inflammatoire dans la méningite tuberculeuse est telle que l'on s'étonne de ne pas constater plus de polynucléaires dans le liquide céphalo-rachidien, d'autant plus que les recherches expérimentales de MM. Widal, Sicard et Ravaut ont montré que l'inoculation d'une émulsion bacillaire dans la cavité arachnoïdo-pie-mérienne du chien amenait un afflux de polynucléaires.

D'après MM. Widal, Sicard et Ravaut, la présence de polynucléaires, au cours de la méningite tuberculeuse, ne coïncide ni avec le stade de la maladie, ni avec l'âge du malade, ni avec le type anatomique de la méningite, ni avec la présence des germes d'infection secondaire. Au cours de la même ponction, en recueillant le liquide dans plusieurs tubes différents, ils ont vu dans le dernier une proportion plus grande de polynucléaires que dans le premier, sans que rien leur permît d'interpréter ces différences.

D'après certains auteurs, Bernard [1], Bruneau et Hawthorn [2], la présence de polynucléaires a coïncidé avec des infections secondaires associées au bacille de Koch (pneumocoque, cocci divers).

D'après Lewkowicz [3] la présence de polynucléaires est en rapport avec la présence de lésions caséeuses dans les centres nerveux.

D'après Concetti [4], les polynucléaires correspondent à une exode de bacilles de Koch dont on constate la présence dans le liquide céphalo-rachidien ; ils apparaissent dans les infections par le microbe ; les lymphocytes, dans les infections par les toxines.

4° Valeur séméiologique de la lymphocytose dans la méningite tuberculeuse. — Il faut tout d'abord poser avec certitude le diagnostic de lymphocytose.

Or, dans certains cas, il est diffile de distinguer une lymphocytose pathologique minima de la lymphocytose normale.

[1] *Lyon médical*, 1901.
[2] *Marseille médical*, mars 1902.
[3] *Jahrbuch f. Kinderheilk.*, 1901.
[4] *Riforma medica*, 15 octobre 1902.

On sait en effet, qu'à l'état normal, le liquide céphalo-rachidien peut contenir quelques lymphocytes, jamais de polynucléaires. Les gaines lymphatiques qui entourent les vaisseaux et qui ne contiennent que les éléments normaux de la lymphe, les lymphocytes, peuvent laisser sourdre à travers leurs parois quelques-uns de ces lymphocytes ; les polynucléaires, éléments du sang contenus dans les vaisseaux, ne peuvent arriver dans le liquide céphalo-rachidien qu'à l'état pathologique, par diapédèse. La lymphocytose normale, quand elle existe, est toujours extrêmement discrète. On ne peut donner de chiffres exacts. M. Laignel-Lavastine (1) a tenté un procédé rigoureux de numération quantitative. Mais aucune méthode, jusqu'à présent, ne saurait remplacer l'habitude que l'on acquiert peu à peu par la pratique du cyto-diagnostic. On arrivera rapidement d'un simple coup d'œil à distinguer une lymphocytose normale d'une lymphocytose pathologique. Tous ces examens doivent être faits dans les mêmes conditions : le liquide céphalo-rachidien doit être soigneusement décanté, et toutes les lames préparées avec le culot doivent être examinées attentivement. MM. Widal et Ravaut considèrent comme normale une préparation qui, à l'objectif à immersion, présente sous le champ du microscope 2 ou 3 lymphocytes, au maximum.

Dans un autre ordre de faits, lorsqu'on se trouve en présence d'un liquide hémorragique on ne peut pas compter sur la formule leucocytaire pour établir un diagnostic.

À moins qu'il y ait une lymphocytose tellement abon-

(1) *Société de biologie*, 24 mai 1901.

dante qu'il ne puisse subsister aucun doute malgré la présence de globules rouges, si on constate une lymphocytose de moyenne intensité en même temps que la présence
de globules rouges, on doit considérer le résultat comme
nul et refaire la ponction lombaire avant de se prononcer.

Voici une observation bien instructive à cet égard.

C..., âgée de 20 ans, entre le 12 mai 1903 à l'hôpital Cochin,
salle Blache, lit n° 17, dans le service du docteur Widal, avec
des signes de tuberculose pulmonaire avancée, signes cavitaires
au sommet droit, signes de ramollissement au sommet gauche.
Cette tuberculose avait évolué rapidement, les premiers symptômes datant du mois de juin de l'année dernière.

Cette malade a des antécédents nerveux : crises délirantes, hallucinations à diverses reprises.

15 mai. — La température, qui jusque-là était normale, monte le
soir à 38°,6. Le lendemain, la malade est abattue, se plaint d'une
céphalalgie intense ; les globes oculaires sont douloureux à la
pression.

Le 17, la céphalée est plus vive, les mouvements de flexion de
la tête provoquent une douleur au niveau de la nuque. Photophobie
légère. Pas de signes pupillaires. Ébauche de signe de Kernig.
Exagération des réflexes rotuliens et achilléens ; trépidation épileptoïde. Sensibilité cutanée normale. La température est à 36°,8 ;
le pouls à 112, régulier. 38 respirations régulières par minute.
Urines normales. Pas de vomissements, ni de constipation. Le
soir la malade a une crise délirante avec hallucinations visuelles.

18. — Même état ; lucidité parfaite. T., 36°,6 ; P., 128, régulier. Respiration accélérée, mais régulière.

Hyperesthésie cutanée ; douleur à la pression des masses musculaires. Signe de Kernig très net. Légère inégalité pupillaire ;
les pupilles s'accommodent paresseusement à la lumière et à
distance.

En présence de ces symptômes méningés, on pratique une ponction lombaire. Les premières gouttes du liquide étant sanguino-lentes, on les laisse s'écouler. Puis on recueille un liquide qui paraît clair et qui s'écoule sans hypertension. La céphalalgie est calmée par cette ponction pendant plusieurs heures.

A l'examen cytologique du liquide céphalo-rachidien, on cons-tate la présence de nombreux globules rouges et de plusieurs amas de lymphocytes agglomérés, avec quelques polynucléaires. La cryoscopie donne comme Δ du liquide — 0,53 et comme Δ du sérum sanguin — 0,53. Donc pas d'hypotonie. On ne trouve pas de bacilles de Koch sur les préparations. On réserve le diagnostic.

Les jours suivants, les mêmes symptômes persistent.

20. — *On pratique une nouvelle ponction lombaire ; on ne trouve plus de lymphocytose ; il n'y a plus de globules rouges sur les préparations.*

Les jours suivants se produit une amélioration : la céphalée, la photophobie s'atténuent. Les autres signes persistent. La tem-pérature est normale. Le pouls toujours accéléré entre 110 et 125, mais régulier.

21 et 25. — Survient de la diplopie.

26. — La céphalée a disparu. Le signe de Kernig est très atté-nué. Il n'y a plus de signes oculaires, ni de diplopie.

Les jours suivants, tous les signes méningés disparaissent.

Il ne reste plus que des troubles de la sensibilité : hyperesthésie au niveau des membres inférieurs et de l'exagération du réflexe.

La malade meurt le 17 juin après une phase de cachexie tuber-culeuse assez rapide et des phénomènes d'hecticité marqués.

L'autopsie n'a pas pu être faite.

Mais le liquide céphalo-rachidien avait été inoculé à deux cobayes, dans le péritoine, à la dose de 2 et 3 centimètres cubes. Sacrifiés un mois après, ces cobayes ne présentaient aucune trace de lésions tuberculeuses.

De plus, ce liquide avait été ensemencé sur sang gélosé : les tubes n'ont donné aucune colonie d'aucune espèce.

Ces preuves, jointes à l'évolution clinique, peuvent permettre d'éliminer l'idée de méningite.

Lorsque l'aiguille, en traversant les masses musculaires ou une veinule, a ramené un peu de sang avec le liquide, il arrive que, pendant la centrifugation, par suite d'une différence de densité, les globules rouges se séparent des blancs; ils se déposent plus rapidement que les blancs, en sorte qu'à la fin on a dans le culot, même si le liquide céphalo-rachidien est indemne de leucocytose, une couche de globules rouges tout au fond du tube et par dessus une mince couche blanchâtre constituée par tous les globules blancs du sang agglomérés. La pipette prendra alors, tout d'abord, les globules blancs accolés puis les globules rouges, et sur les préparations on aura des amas de lymphocytes et de polynucléaires au milieu des hématies.

Rappelons enfin que la formule histologique du liquide recueilli après la mort est un peu différente de celle du liquide recueilli pendant la vie. Très rapidement, après la mort, le liquide céphalo-rachidien se peuple de polynucléaires et de cellules endothéliales desquamées.

Le diagnostic de lymphocytose étant fait, quelle valeur peut-on lui attribuer?

La lymphocytose n'est pas un signe pathognomonique de méningite tuberculeuse. Le lymphocyte, ainsi que l'a très bien dit M. Widal, n'est pas l'élément caractéristique de la tuberculose. Il transsude en même temps que la sérosité et vient des gaines lymphatiques. Sa présence n'est que la manifestation banale d'une irritation subaiguë de la séreuse, insuffisante pour nécessiter la présence des polynucléaires. Le polynucléaire, au contraire, vient par diapédèse des vaisseaux sanguins : c'est un élément de lutte, de défense, dont la présence est provoquée par une infection aiguë.

En présence d'une lymphocytose abondante, il faut tout d'abord éliminer les maladies chroniques du système nerveux, susceptibles de provoquer une réaction méningée lymphocytique : tabes, paralysie générale progressive, sclérose en plaques, syphilis chronique cérébro-spinale. Un examen clinique sommaire suffit dans ces cas à éviter des erreurs grossières.

Dans certains cas exceptionnels, la lymphocytose a pu mener à des erreurs de diagnostic inattendues : dans une observation, MM. Achard et Laubry (1) ont pu ainsi croire à une méningite tuberculeuse, alors qu'il s'agissait d'une tumeur du cervelet; dans une autre observation, MM. Rendu et Géraudel (2) ont conclu, d'après la lymphocytose, à une méningite tuberculeuse alors qu'il s'agissait d'une fracture méconnue de la base du crâne. Ce sont des faits exceptionnels qui ne sauraient diminuer la valeur du cyto-diagnostic.

Les méningites aiguës syphilitiques s'accompagnent de lymphocytose abondante [observations de Widal et Le Sourd (3), de Sicard et Monod (4)]; mais ces méningites aiguës syphilitiques sont rares; le diagnostic, impossible cliniquement le plus souvent, ne sera fait que par la guérison amenée par le traitement spécifique et le résultat négatif des inoculations au cobaye.

Les méningites typhiques, qui semblent causées souvent par le bacille d'Éberth, peuvent donner une formule lymphocytaire du liquide céphalo-rachidien [observation de

----

(1) *Soc. méd. des Hôpitaux de Paris*, 28 juin 1901.
(2) *Soc. méd. des Hôpitaux de Paris*, 5 juillet 1901.
(3) *Soc. méd. des Hôpitaux de Paris*, février 1902.
(4) *Soc. méd. des Hôpitaux de Paris*, 18 janvier 1901.

MM. Méry et Babonneix (1)]. Ces méningites typhiques, qui peuvent guérir, sont très rares : M. Vincent (2), sur 1.000 cas de fièvre typhoïde, n'en a observé que 2 cas. La constatation de la séro-réaction de Widal fera le diagnostic.

Mais le problème se complique, car l'association de la fièvre typhoïde et de la méningite tuberculeuse est possible quoique très rare [observations de Bucquoy (3), Chantemesse et Ramond (4), Comby (5), Chavigny (6)]. Et alors, en présence d'une fièvre typhoïde avec séro-réaction positive, se compliquant d'accidents méningés avec réaction lympho-cytaire, faut-il attribuer au bacille d'Éberth ou au bacille de Koch la complication méningée?

Dans ces cas, comme dans le cas de méningite aiguë syphilitique, la question ne pourrait être tranchée que par la constatation du microbe dans le liquide céphalo-rachi-dien, qui est inconstante, ou par le résultat de l'inoculation, qui est plus constant, mais tardif. La clinique reprend donc ici tous ses droits pour débrouiller ces cas complexes.

On ne saurait confondre la lymphocytose abondante qui caractérise la méningite tuberculeuse avec la lymphocytose extrêmement discrète que l'on peut rencontrer au cours des pneumonies avec délire, ainsi que nous l'avons constaté avec M. Widal, ou dans des cas d'hypertension simple du liquide céphalo-rachidien (Méry et Vaquez).

Ces causes d'erreur, rares d'ailleurs, étant éliminées, une

(1) *Soc. de pédiatrie*, 18 février 1902.
(2) *Soc. méd. des Hôpitaux de Paris*, 4 mai 1900.
(3) *Soc. méd. des Hôpitaux de Paris*, 1869.
(4) *Ibid.*, juin 1897.
(5) *Ibid.*, juin 1897.
(6) *Rev. de méd.*, janv. 1903.

lymphocytose abondante doit-elle faire rejeter d'emblée l'hypothèse de méningite aiguë bactérienne pour adopter le diagnostic de méningite tuberculeuse, et, de plus, cette lymphocytose est-elle la seule réaction possible de la méningite tuberculeuse ?

La formule générale est lymphocytaire pour les méningites tuberculeuses, polynucléaire pour les méningite aiguës non tuberculeuses.

Cependant, d'une part, la lymphocytose peut se rencontrer dans les méningites aiguës bactériennes, qui guérissent, à leur phase terminale. Les lymphocytes remplacent alors peu à peu les polynucléaires, au fur et à mesure que disparaissent les germes microbiens (observations de Labbé et Castaigne, Sicard et Brécy, Widal, Griffon et Gandy, Bendix, Apert et Griffon, Achard et Laubry). L'interprétation pathogénique de ces faits est bien nette : au début, quand, sous l'influence d'un microbe virulent, il y a lutte, on assiste à un exode de polynucléaires, qui sont les microphages. Puis, quand la lutte est éteinte, les polynucléaires n'ayant plus de raison d'être, font place aux lymphocytes, qui restent quelque temps les témoins de la maladie et finissent par disparaître à leur tour. Il est facile, dans ces cas, d'éviter une erreur grossière d'interprétation, en tenant compte de l'évolution clinique de la maladie.

D'autre part, il existe certains cas de méningite tuberculeuse dans lesquels, par exception, on constate une polynucléose abondante et prédominante.

La prédominance des polynucléaires peut n'être qu'apparente. Il faut, avant de se prononcer, établir une proportion rigoureuse en comptant 500 éléments. Nous insistions sur ce fait, car plusieurs fois, au premier coup d'œil jeté sur une préparation, nous avons été tenté de conclure à la polynucléose, alors qu'en faisant le pourcentage des éléments nous trouvions une formule lymphocytique avec nombreux polynucléaires.

Mais la prédominance des polynucléaires peut s'observer. Lewkowicz, Concetti, Méry et Babonneix, Guinon et Simon, Barjon et Cadé, Bruneau et Hawthorn, Marcou-Mutzner, Sicard, Carrière, en ont rapporté des cas. Sur les 41 observations nouvelles que nous rapportons, 5 fois la polynucléose a été constatée à une première ponction, mais pour faire place rapidement (24 ou 48 heures après) à une lymphocytose prédominante. Il faut remarquer que dans les cas dans lesquels la polynucléose est notée, elle n'est jamais pure, mais coïncide toujours avec une proportion assez considérable de lymphocytes. Au contraire, dans les méningites aiguës bactériennes, la polynucléose est proportionnellement plus abondante, du moins dans la période aiguë de la méningite.

Cette polynucléose n'est pas toujours due, d'après les observations citées, à des infections secondaires microbiennes. Dans quelques observations cependant la coïncidence est nette (Bernard, Bruneau et Hawthorn, etc.).

Concetti (1), ayant remarqué que dans ces cas on rencontre beaucoup de bacilles tuberculeux dans le liquide céphalo-rachidien, conclut que la polynucléose apparaît dans les infections par le microbe, la lymphocytose dans les infections par les toxines.

(1) *Riforma medica*, 15 oct. 1902.

Sur nos 5 observations de méningite tuberculeuse à polynucléose, 3 fois on a trouvé des bacilles de Koch sur les
préparations (obs. 3, 4, 10). Le fait, tout en étant fréquent,
n'est donc pas constant.

Lewkowicz (1) admet que la polynucléose au cours de la
méningite tuberculeuse avérée doit faire supposer l'existence concomitante de foyers caséeux anciens des méninges. Nous n'avons jamais trouvé confirmation de ce
fait.

Dans leurs observations de méningite tuberculeuse avec
polynucléose, MM. Guinon et Simon n'ont pas trouvé à
l'autopsie de lésions caséeuses.

Sur 3 de nos observations de méningite à polynucléose, dans lesquelles l'autopsie a été faite, 2 fois (obs. 5
et 28) on a constaté des traînées purulentes dans la pie-
mère sans lésion caséeuse, et 1 fois (obs. 10) on n'a constaté aucune trace de lésion caséeuse.

Lewkowicz conclut encore que les épanchements tuberculeux sont le plus souvent séreux (formule lymphocytaire),
mais peuvent aussi être séro-purulents ou purulents (formule polynucléaire) ; ce fait admis, dit-il, pour les épanchements tuberculeux en général, est vrai aussi pour les épanchements de méningite tuberculeuse.

Cette remarque est juste. Cependant la formule polynucléaire peut se rencontrer dans les liquides séreux, clairs.
Sur nos 5 observations, dans lesquelles il existait de la
polynucléose, 3 fois le liquide était trouble, mais 2 fois
(obs. 10 et 28) il était clair. D'un autre côté, un liquide

(1) *Soc. de pédiatrie*, 18 février 1902.

trouble peut parfaitement donner une formule lymphocytaire (obs. 2, 7, 15).

Un examen négatif, sans leucocytose, doit-il, en présence d'accidents méningés douteux, faire éloigner l'idée
de méningite ?

Oui, dans la très grande majorité des cas (observations
de Sicard, Monod, Brécy, Widal, Dopter, Grenet). Nous
rappellerons aussi l'observation de M. P. Lereboullet (1)
dans laquelle le résultat négatif de la ponction lombaire fit
rejeter le diagnostic de méningite tuberculeuse, affirmé
cependant par la clinique. A l'autopsie on trouva un sar-
come généralisé de la pie-mère.

Ces résultats sont précieux surtout pour le diagnostic, si
difficile cliniquement, entre les troubles dus à une méningite
et les troubles décrits par M. Dupré sous le nom de méningisme, c'est-à-dire des troubles cérébraux simplement toxiques
ou fonctionnels qui peuvent apparaître au cours d'une affection aiguë (fièvre typhoïde, pneumonie, rhumatisme, infection gastro-intestinale, etc.). Le liquide céphalo-rachidien
reste normal dans les cas de méningisme, c'est-à-dire quand
il n'y a pas de lésion anatomique au niveau des méninges.

Cependant, dans certains cas tout à fait exceptionnels
l'examen cytologique pourrait être négatif alors même qu'il
existerait une méningite cérébrale. Ces faits s'explique-
raient par une interruption des communications entre les
portions céphalique et rachidienne des espaces sous-arachnoïdiens, au niveau des trous de Monro ou de Magendie.

Keen a constaté dans un cas de méningite tuberculeuse

(1) *Soc. de pédiatrie*, déc. 1901.

une oblitération du trou de Monro et une hydrocéphalie uni-
latérale.

Mais d'autres recherches tendaient à démontrer que les
communications normales persistent dans les méningites.

D'après Morton, dans la méningite tuberculeuse, le trou
de Magendie n'est pas fermé, même quand les méninges
sont épaissies.

Le docteur Colrat, de Lyon, a toujours trouvé la communication libre.

Marfan, sur 4 cas, à l'autopsie, l'a trouvée 2 fois fermée.

En admettant que l'occlusion du trou de Magendie soit
possible dans des cas exceptionnels, on peut conclure cependant que l'absence d'éléments figurés dans le liquide
céphalo-rachidien, sans permettre d'affirmer d'une façon
formelle l'absence de méningite, est un signe dont il faut
tenir grand compte, surtout pour le diagnostic souvent si
délicat du méningisme et de la méningite.

Voici le résultat de l'examen cytologique d'un certain
nombre d'auteurs, au cours de méningites tuberculeuses :

Widal, Sicard et Ravaut (1), sur 12 cas vérifiés à l'autopsie, ont vu dans 2 cas un liquide hémorragique (lymphocytes
abondants, quelques globules rouges), 4 fois une lymphocytose avec rares polynucléaires; dans un cas, le liquide
recueilli une demi-heure après la mort contenait 62 p. 100
de lymphocytes et 38 p. 100 de polynucléaires. Dans 5 cas,
lymphocytose pure. En résumé, dans les 12 cas, lymphocytose pure ou prédominante.

Bendix (2), sur 5 cas, a vu 5 fois la lymphocytose.

(1) *Soc. de biologie*, 13 octobre 1900.
(2) *Deut. méd., Woch.*, 1901.

Bernard (1), dans un cas de méningite tuberculeuse associée ultérieurement à une infection à cocci, a trouvé d'abord de la lymphocytose, puis une polynucléose prédominante.

Lewkowicz (2), sur 30 cas, a vu 24 fois une lymphocytose et 6 fois une polynucléose prédominante avec 11 à 16 p. 100 de lymphocytes : il y avait présence de lésions caséeuses dans ces cas.

Marcou-Mutzner (3), dans un cas, a vu avec un exsudat purulent une polynucléose prédominante.

Souques et Quiserne (4), dans un cas à forme hémiplégique, ont trouvé : lymphocytes, 69,4 p. 100; polynucléaires, 19,3 p. 100 ; cellules endothéliales, 11,3 p. 100. A une seconde ponction : lymphocytes, 82,3 p. 100; polynucléaires, 15,5 p. 100; cellules endothéliales, 2,2 p. 100.

Bourcy (5), dans un cas, a vu la lymphocytose.

Faisans (6), dans 2 cas, a trouvé la lymphocytose.

Griffon (7), sur 3 cas, 2 fois lymphocytose pure et 1 fois lymphocytose prédominante avec rares polynucléaires.

Bruneau et Hawthorn (8), dans un cas de méningite tuberculeuse associée au pneumocoque, ont trouvé une polynucléose prédominante.

André Léri (9), sur 5 cas, a vu 5 fois la lymphocytose.

(1) *Lyon méd.*, 1901.
(2) *Presse méd.*, 17 août 1901.
(3) *Arch. gén. méd.*, septembre 1901.
(4) *Soc. méd. des hôpitaux*, 21 juin 1901.
(5) *Ibid.*, 21 juin 1901.
(6) *Ibid.*, 28 juin 1901.
(7) *Soc. de biologie*, 5 février 1901.
(8) *Marseille méd.*, 1902.
(9) *Soc. biologie*, 5 juillet, 1902.

LUTIER.

Sicard (1), dans un cas, a vu une polynucléose prédominante le 1er septenaire, puis une lymphocytose.

Méry et Babonneix (2), sur 6 cas, ont vu 2 fois la lymphocytose pure, 3 fois une lymphocytose prédominante avec quelques polynucléaires, 1 fois une polynucléose. Ce dernier cas ne nous paraît pas bien net, car, d'après les auteurs, à une première ponction, les frottis faits avec le caillot montrèrent pour ainsi dire exclusivement des polynucléaires ; l'examen du culot de centrifugation montrait également un assez grand nombre de polynucléaires (4o p. 100 environ). Mais 4o p. 100 de polynucléaires indiquent une prédominance des lymphocytes. D'autre part, on sait aujourd'hui que le caillot emprisonne d'une façon élective les polynucléaires. A une deuxième ponction, les auteurs trouvèrent une lymphocytose prédominante.

Guinon et Simon (3), sur 17 cas, trouvèrent 15 fois une lymphocytose prédominante (dans un seul cas 11 p. 100 de polynucléaires). 1 fois, à une première ponction : lymphocytes prédominants, 6o p. 100 ; polynucléaires nombreux, 35 p. 100 ; grands mononucléaires, 5. A une seconde ponction, 5 jours après, polynucléaires prédominants, 92 p. 100 ; lymphocytes, 8. Deux autres ponctions révélèrent encore la polynucléose. Pas de lésions caséeuses à l'autopsie. Enfin, dans un cas, ils trouvèrent une lymphocytose prédominante à une première ponction (lymphocytes, 100 ; polynucléaires, 2,5), puis, à deuxième ponction, 6 jours après, une polynucléose presque pure.

<hr>

(1) *Société de biol.*, 27 décembre 1902.
(2) *Soc. de pédiatrie*, 18 février 1902.
(3) *Ibid.*, 15 avril 1902.

Nobécourt et Roger Voisin (1), dans 1 cas, virent une lymphocytose prédominante avec quelques polynucléaires.

Carrière (2), sur 26 cas, trouva 23 fois une lymphocytose très prononcée, 2 fois une polynucléose, 1 fois des lymphocytes et des polynucléaires en quantités égales.

Chavigny (3), dans 1 cas de méningite tuberculeuse associée à une fièvre typhoïde, a vu une lymphocytose prédominante.

MM. Variot et Percheron (4), sur 20 cas, ont trouvé 13 fois une lymphocytose pure, 6 fois une lymphocytose prédominante, 1 fois des lymphocytes et des polynucléaires en quantités égales.

En résumé, sur 134 cas, on a trouvé :

118 fois une lymphocytose prédominante;

10 fois une polynucléose prédominante;

2 fois des lymphocytes et polynucléaires à parties égales;

4 fois la formule a changé, polynucléaire d'abord, puis lymphocytaire, ou inversement.

En chiffres ronds, sur 100 cas, on a trouvé :

88 fois la lymphocytose;

9 fois la polynucléose;

3 fois un changement de formule au cours de la maladie.

Sur 41 observations que nous rapportons, on a trouvé :

35 fois une lymphocytose pure ou prédominante;

5 fois un changement de formule au cours de la maladie,

<hr>

(1) *Rev. mens. des maladies de l'enfance*, septembre 1902.
(2) *Nord médical*, 15 juin 1902.
(3) *Rev. de méd.*, 10 janvier 1903.
(4) *Presse méd.*, 10 juin 1903.

d'abord polynucléaire, puis lymphocytaire (2 fois, 24 heures après; 2 fois, 48 heures après).

Cela fait une lymphocytose dans 87,77 p. 100 des cas, une polynucléose dans 13,33 p. 100.

Comme conclusion, dans la grande majorité des cas, la formule des méningites tuberculeuses est lympho-cytaire (88 p. 100). En présence d'accidents méningés qui cliniquement éveillent l'idée de méningite tuberculeuse, si on constate dans le liquide céphalo-rachidien une lym-phocytose prédominante, on peut presque affirmer, sans certitude absolue toutefois, la méningite tuberculeuse.; si l'on trouve une polynucléose prédominante, mais avec beaucoup de lymphocytes, il faut réserver son opinion et répéter les ponctions lombaires à quelques jours d'inter-valle : si la formule devient lymphocytaire sans coïncider avec l'amélioration ou la guérison du malade, on pourra presque affirmer la méningite tuberculeuse; si elle reste polynucléaire, on restera dans le doute. Mais l'abondance relative des lymphocytes doit faire penser à la méningite tuberculeuse. Si l'on constate une absence d'éléments figu-rés, il est infiniment probable, sans être certain, qu'il ne s'agit pas de méningite.

CHAPITRE IV

EXAMEN BACTÉRIOLOGIQUE DU LIQUIDE CÉPHALO-RACHIDIEN

Pour dépister le bacille de Koch dans le liquide céphalo-rachidien, on est armé de plusieurs procédés d'investigation : la recherche directe, microscopique, du bacille, sur des lames préparées avec le culot de centrifugation de quelques centimètres cubes de liquide, et colorées par la méthode de Ziehl, l'ensemencement du liquide sur divers milieux appropriés, surtout le sang gélosé glycériné, enfin l'inoculation aux animaux, surtout intra-péritonéale au cobaye.

§ 1. — Recherche microscopique du bacille dans le liquide céphalo-rachidien.

La présence du bacille de Koch dans le liquide céphalo-rachidien a été constatée pour la première fois par Lichtheim.

1° **Technique.** — On peut faire porter l'examen sur les traînées de fibrine qui se forment presque toujours dans le liquide laissé au repos et qu'on peut écraser entre deux lames. Mais ce coagulum fibrineux est loin d'englober tous les bacilles.

Il vaut mieux opérer sur le culot obtenu par la centrifugation de 3 à 5 centimètres cubes de liquide céphalo-rachidien. Ce culot est étalé sur plusieurs lames, exactement comme pour un examen cytologique.

Puis on se sert de la méthode ordinaire d'Ehrlich-Ziehl pour la recherche du bacille de Koch. On fixe en passant les préparations trois fois dans une flamme. On dépose à leur surface quelques gouttes de solution phéniquée de fuchsine de Ziehl ; on chauffe au-dessus d'une flamme jusqu'à dégagement de vapeurs pendant 4 à 5 minutes. On décolore par l'acide nitrique au tiers et l'alcool absolu, on lave à l'eau ; puis on colore le fond au bleu de Unna.

M. Jousset (1) a proposé une nouvelle méthode pour isoler le bacille de Koch dans les humeurs de l'organisme. Il a appelé cette méthode l'*inoscopie* (ς, ίνος, fibrine).

Elle consiste essentiellement à examiner le caillot spontanément formé, s'il s'agit d'épanchements coagulables, ou artificiellement produit par addition de fibrinogène, s'il s'agit de liquide incoagulable spontanément, comme le liquide céphalo-rachidien. Tous les éléments figurés sont en effet rassemblés dans ce caillot. Puis on dissout le squelette d'albumine de ce caillot, sans nuire aux bactéries qu'il renferme ; pour cela digérer dans une sorte de suc gastrique artificiel fluoré et légèrement pepsiné la fibrine du caillot. Puis on centrifuge l'émulsion ainsi produite et dans le culot de centrifugation on colore le bacille par les méthodes usuelles.

(1) *Soc. méd. des hôpitaux*, 20 janvier 1903, et *Sém. méd.*, 21 janvier 1903.

Pour obtenir la coagulation artificielle du liquide céphalo-rachidien, M. Jousset se sert de *plasma salé*, c'est-à-dire de fibrine liquide.

Mais cette technique est un peu compliquée. De plus, pour le liquide céphalo-rachidien, cette technique présente peu d'intérêt, ce liquide peu abondant, peu albumineux, et spontanément incoagulable, étant facile à centrifuger par les moyens ordinaires.

Nous avons appliqué deux fois ce procédé. Dans le premier cas (obs. 15), il ne nous a pas montré plus de bacilles de Koch que par la recherche ordinaire dans le culot de centrifugation. Dans le second cas (obs. 16), la méthode de Jousset ne nous a révélé aucun bacille de Koch, alors que nous en trouvions quelques-uns sur les préparations faites par la méthode ordinaire.

2° Résultats obtenus. — Il faut examiner attentivement et complètement dans toute leur étendue plusieurs préparations ; car le bacille de Koch s'y trouve rarement en grande quantité.

Les bacilles, examinés avec l'objectif à immersion, apparaissent comme des bâtonnets grêles, le plus souvent incurvés légèrement, quelquefois comme brisés et formés de segments articulés à angle très ouvert, isolés ou réunis en amas : dans ce cas ils sont le plus souvent parallèles entre eux. Ils sont tantôt uniformément teints en rouge, tantôt granuleux, paraissant formés de vacuoles claires, réfringentes, réfractaires à toute coloration, séparées par des zones colorées, les espaces clairs étant non des spores, mais des vacuoles échelonnées le long du bacille.

Les bacilles de Koch, une fois colorés par la fuchsine de

Ziehl, résistent à une décoloration énergique par les acides forts, tels que l'acide nitrique au tiers. Il ne faut pas craindre de bien décolorer, afin d'éviter l'erreur qui consisterait à prendre pour des bacilles de Koch des bacilles acido-résistants. Ceux-ci résistent insuffisamment à une décoloration un peu énergique.

La recherche microscopique directe a donné des résultats assez différents, suivant les auteurs qui l'ont employée.

D'après le professeur Hutinel, l'examen est souvent négatif.

Heubner, Monti, n'ont rencontré le bacille que très exceptionnellement.

Stadellman ne l'a trouvé que dans 22 p. 100 des cas.

Bendix 1 seulefois sur 5 cas.

En revanche, les statistiques d'un certain nombre d'auteurs sont plus brillantes :

Denigès et Sabrazès l'ont trouvé 5 fois sur 6.

Braun 5 fois sur 7.

Pfaundler dans 70 p. 100 des cas.

Furbringer dans 70 p. 100 également.

Lichtheim dans presque tous les cas.

Lenhartz 21 fois sur 46.

Bernheim et Moser 44 fois sur 60.

Sicard signale dans un cas la présence du bacille, MM. Mery et Babonneix dans deux cas.

Lewkowicz signalent dans 2 cas la présence de très nombreux bacilles.

Carrière sur 26 cas a vu 10 fois le bacille.

Parmi les observations publiées à la fin de ce travail,

25 fois on a recherché le bacille de Koch directement dans le liquide céphalo-rachidien ; on l'a trouvé 15 fois (1).

Il nous semble possible de dire que l'on peut trouver le bacille par une recherche directe, attentive, dans plus de la moitié des cas.

Il arrive parfois que, après plusieurs examens négatifs, la présence du bacille n'est décelée dans le liquide que vers la fin de la maladie, alors probablement que les granulations caséifiées laissent tomber plus facilement les bacilles dans le liquide ambiant.

Nous avons dit déjà que, d'après certains auteurs, la présence du bacille de Koch coïncidait souvent avec une poussée polynucléaire dans le liquide céphalo-rachidien.

§ 2. — Culture du bacille de Koch.

1° **Historique.** — Depuis que Koch a réussi à cultiver le bacille tuberculeux sur le sérum de bœuf gélifié, de grands progrès ont été réalisés dans la culture de ce microbe grâce à l'emploi de milieux spéciaux.

MM. Roux et Nocard ont constaté que l'addition d'une certaine quantité de glycérine aux milieux ordinaires les rendait infiniment plus nutritifs à l'égard du bacille de Koch. Ils ont d'abord employé la gélose glycérinée, puis la pomme de terre glycérinée, qui est un des meilleurs milieux pour l'isolement du bacille de Koch.

(1) Les préparations de 3 de ces cas ont été présentées à la Société anatomique par M. Griffon, en mai 1903.

MM. Bezançon et Griffon (1) ont eu l'idée de cultiver le bacille de Koch sur le sang même, non modifié, des animaux de laboratoire.

2° **Technique.** — Voici comment ils préparent leur milieu : « Dans des tubes contenant de la gélose, fondue dans une certaine quantité de bouillon et maintenue liquide au bain-marie, on reçoit aseptiquement le sang au sortir de l'artère de l'animal.

« On fait le mélange en évitant de secouer le tube. On le pose sur un plan incliné : en se refroidissant, la masse de gélose emprisonne le sang dont on l'a additionnée. On a ainsi un terrain de culture où, grâce au substratum de gélose qu'on lui a fourni, le sang constitue, sans être modifié, un milieu solide utilisable.

Pour que le milieu ait plus de consistance, la gélose est ajoutée au bouillon dans la proportion de 2 p. 100 ; on l'additionne, d'autre part, de 6 p. 100 de glycérine.

« Le sang provient, soit de la carotide du lapin, soit de la fémorale du chien. Le mélange est fait de 1 partie de sang pour 3 parties du milieu à base de gélose. »

C'est ainsi qu'on préparera des tubes de sang gélosé glycériné ; l'addition de glycérine n'est pas indispensable, mais elle favorise l'accroissement des colonies.

Ces tubes ne se conservent pas plus de 2 à 3 semaines ; ils se dessèchent très rapidement.

L'ensemencement sur le milieu de Bezançon et Griffon exige une asepsie très rigoureuse, car les tubes sont facilement contaminés.

(1) *Société de Biologie*, 4 février 1899.

On fera soit l'ensemencement de quelques gouttes de liquide céphalo-rachidien directement au lit du malade, soit l'ensemencement du culot obtenu aseptiquement par la centrifugation de 3 à 5 centimètres cubes de liquide.

Dans le premier cas, il faut bien avoir soin d'éviter de toucher le pavillon de l'aiguille, ou de bien le flamber avant l'ensemencement ; on laissera écouler les premières gouttes avant de recueillir le liquide sur le milieu de culture.

Dans le second cas, on recueille le liquide dans un tube effilé bien stérilisé ; on maintient le bouchon d'ouate fixé par des épingles passées au travers, pendant la centrifugation. On recueille le culot avec une pipette stérile et on l'étale sur le sang gélosé. Par ce procédé on obtient de plus nombreuses colonies. Dans un cas, MM. Bezançon et Griffon ont obtenu, au bout de 2 semaines, 90 colonies à la surface d'un même tube ; nous avons pu également obtenir une culture d'une richesse analogue (Obs. 2).

On porte les tubes, soigneusement encapuchonnés, dans l'étuve à 37° ou mieux à 39°.

Au bout de 15 jours à 3 semaines en général, quelquefois plus rapidement, parfois au contraire plus tardivement, on aperçoit des colonies visibles à l'œil nu, fines, d'abord grosses comme des pointes d'épingle, puis comme des têtes d'épingle ; plus tard, en se développant, elles prennent la forme de masses grumeleuses ou mûriformes, saillantes, avec des dépressions centrales, difficiles à dissocier, de coloration chocolat.

La forme sphérique, l'aspect un peu mûriforme, la coloration chocolat sont caractéristiques.

Examinées au microscope, ces colonies apparaissent,

après dissociation et coloration, formées de bacilles isolés, ou en amas caractéristiques, suivant le mode habituel, en moustaches tordues.

Inoculées au cobaye ou au lapin, elles se montrent très virulentes et les tuent en 2 ou 3 semaines.

La présence d'iodure de potassium dans le liquide céphalo-rachidien n'a aucune influence sur le développement du bacille de Koch.

MM. Bezançon et Griffon (1) ont récemment préparé un nouveau milieu de culture pour le bacille de Koch : le jaune d'œuf gélosé.

« La précocité et la richesse de développement des colonies sur le jaune d'œuf gélosé nous semblent devoir faire placer ce nouveau milieu organique à côté du sang gélosé, sur lequel il a l'avantage de conserver plus longtemps son humidité et d'être d'une préparation encore plus simple et plus facile. »

Ce milieu n'a encore été essayé que par ensemencement de cultures de bacilles de Koch.

3° **Résultats obtenus.** — Le liquide des méningites tuberculeuses a toujours donné (10 cas) des cultures positives sur sang gélosé, à MM. Bezançon et Griffon, que l'ensemencement ait été fait avant ou après la formation du coagulum fibrineux, ce qui prouve que la fibrine n'emprisonne pas tous les bacilles. Les auteurs ont fait allusion, à la Société de biologie (février 1903), à ces 10 cas, dont nous rapportons *in extenso* les observations.

Nous avons ensemencé, dans 2 cas de méningite tuber-

(1) *Soc. de biologie*, 9 mai 1903.

culeuse, le liquide céphalo-rachidien sur sang gélosé glycériné (obs. 1 et 2). Dans le premier cas, deux tubes ont été ensemencés avec quelques gouttes de liquide recueillies directement au lit du malade : quelques colonies discrètes sont apparues 15 jours et 3 semaines après. Dans le second cas, un tube ensemencé est contaminé et envahi par le staphylocoque ; un autre, ensemencé avec le culot de centrifugation, donne en 15 jours de très nombreuses colonies de bacilles de Koch, grosses comme des pointes d'épingle et au nombre d'une centaine environ (il s'agissait d'un enfant).

M. Griffon a tout récemment obtenu encore des cultures positives dans un cas dont il nous a communiqué l'observation (obs. 41).

Les résultats de la culture sont donc constants.

Mais ce procédé est délicat (le milieu est difficile à faire, se conserve peu de temps, se contamine à la moindre faute d'asepsie). Il est difficile à appliquer à la pratique courante du diagnostic clinique. De plus, il ne donne pas de résultats beaucoup plus rapides que l'inoculation.

§ 3. — Inoculation au cobaye.

La sensibilité extrême du cobaye à l'inoculation du bacille tuberculeux fait de cet animal un véritable réactif de la présence du bacille tuberculeux ; le lapin, bien loin d'être follement tuberculeux, comme l'avaient soutenu les contradicteurs de Villemin, est, au contraire, très résistant au bacille tuberculeux.

L'inoculation réussit quelle que soit la voie que l'on choisisse.

1° Inoculation intrapéritonéale. — Quand le liquide céphalo-rachidien est recueilli aseptiquement et ne contient pas d'autre germe que le bacille de Koch, on a avantage à faire l'inoculation dans le péritoine.

a) Technique. — L'inoculation peut être faite immédiatement après la ponction lombaire, avant qu'il ne se soit produit de coagulation. Elle peut aussi être faite après la formation du coagulum fibrineux, la fibrine n'emprisonnant pas tous les bacilles.

On peut même faire l'inoculation de liquide centrifugé : nous avons vu plusieurs fois l'inoculation de 2 centimètres cubes de liquide centrifugé tuberculiser le cobaye.

On se servira, pour pratiquer l'injection, d'une seringue stérilisée.

Le cobaye étant maintenu par un aide, on saisit entre le pouce et l'index gauche toute l'épaisseur de la paroi abdominale de l'animal et on enfonce dans la base du pli ainsi formé l'aiguille de la seringue, jusqu'à ce qu'on sente l'extrémité de cette aiguille libre dans la cavité péritonéale. On pousse l'injection, puis on retire l'aiguille directement.

Au bout de 3 à 6 semaines, le cobaye meurt de tuberculose généralisée, plus ou moins rapidement suivant la virulence du liquide injecté.

Il est inutile d'attendre sa mort spontanée. On le sacrifie au bout de 3 semaines ou un mois et on fait son autopsie : on trouve l'épiploon rétracté, transformé en une masse fibro-caséeuse. La rate est hypertrophiée, rouge jaunâtre, marbrée et farcie de granulations et de tubercules. Le foie, et quelquefois la substance corticale des reins présentent des altérations analogues. Le péritoine est parsemé de granulations. Les poumons sont également parsemés de granulations. Les ganglions du hile pulmonaire, comme les ganglions mésentériques, sont indurés et parfois caséeux. Les bacilles caractéristiques peuvent être décelés dans les coupes et dans les frottis sur lamelle.

b) Dose injectée : dose maxima et dose minima. Virulence du liquide céphalo-rachidien. — Le liquide céphalo-rachidien des méningites tuberculeuses est extrèmement virulent.

Il faut éviter, dans les inoculations, de dépasser certaines doses, qui pourraient tuer trop rapidement l'animal par intoxication avant le développement de l'infection tuberculeuse. On ne doit pas dépasser la dose de 10 centimètres cubes par 100 grammes d'animal. Des doses bien plus faibles suffisent d'ailleurs, comme nous allons le voir, à tuberculiser le cobaye.

Pour mesurer le degré de virulence du liquide, on peut recourir à l'inoculation au lapin, suivant le procédé d'Arloing (1). Cet animal est résistant au bacille tuberculeux et ne succombe pas facilement, comme le cobaye, à l'infection tuberculeuse. Si au bout de 2 mois les poumons du lapin sont intacts, ou ne contiennent que de rares tubercules, on considérera les bacilles inoculés comme atténués ; si les poumons sont farcis de tubercules on conclura que les bacilles avaient une virulence ordinaire.

MM. Bezançon et Griffon (2), en employant ce procédé,

(1) *Rev. de méd.*, 1887, p. 97, et *Leçons sur la tuberculose*, 1892.
(2) *Soc. de biologie*, 21 février 1903.

ont trouvé qu'une dose de 3 centimètres cubes suffit pour tuberculiser le lapin, quand il s'agit de liquide de méningite tuberculeuse, tandis qu'une dose 20 fois plus forte n'amène généralement pas la production de tubercules lorsqu'il s'agit de l'épanchement de la pleurésie franche.

On peut encore mesurer la virulence du liquide, en considérant la dose minima capable de tuberculiser le cobaye.

C'est ce que nous avons recherché dans plusieurs cas.

Au début, MM. Widal et Le Sourd inoculaient à chaque animal 10 à 15 centimètres cubes de liquide ; mais ils ont vu, ensuite, que les animaux devenaient tuberculeux avec des doses beaucoup moindres.

Ils inoculèrent progressivement des doses de plus en plus faibles, 5 centimètres cubes, puis 3 centimètres cubes, puis 2 centimètres cubes, enfin 1 centimètre cube seulement. Toujours ils ont obtenu les lésions classiques de la tuberculose.

Dans 3 cas de méningite tuberculeuse, nous avons inoculé avec le même liquide du même malade des doses progressivement décroissantes à plusieurs cobayes.

Dans un cas (obs. 1) nous avons inoculé dans le péritoine :

A un cobaye 5 centimètres cubes de liquide céphalo-rachidien.

A un second 1 centimètre cube.

A un troisième un demi-centimètre cube.

A un quatrième un quart de centimètre cube.

Ces quatre cobayes ont été sacrifiés un mois après ; ils présentaient tous des lésions de tuberculose généralisée.

Dans un autre cas (obs. 2), nous avons inoculé :

A un cobaye 1 centimètre cube de liquide.

A un second un demi-centimètre cube.

A un troisième un quart de centimètre cube.

Ces trois cobayes, sacrifiés un mois après, présentaient des lésions de tuberculose généralisée.

Dans un troisième cas (obs. 3) nous avons inoculé :

A un cobaye 1 centimètre cube de liquide.

A un second un quart de centimètre cube.

Le premier cobaye, sacrifié trois semaines après, présentait des lésions de tuberculose généralisée. Le second, mort spontanément trois semaines après, le 3 juillet, était également tuberculisé.

D'autre part, MM. Bezançon et Griffon (1) signalent un cas de méningite tuberculeuse dans lequel la virulence du liquide était telle qu'un quart de centimètre cube, inoculé sous la peau du cobaye, a donné des lésions de tuberculose viscérale déjà visibles à l'œil nu moins d'un mois après l'injection.

Cette virulence est encore prouvée par ce fait que dans 2 cas de méningite tuberculeuse, dont nous rapportons les observations (obs. 6 et 15), c'est le liquide *centrifugé* qui a été inoculé dans le péritoine, à la dose de 2 centimètres cubes ; un mois après les cobayes sacrifiés présentaient des lésions de tuberculose généralisée.

Ainsi nous voyons que le liquide des méningites tuberculeuses est extrêmement virulent, puisque, en général, une dose de 1 centimètre cube, injectée dans le péritoine d'un cobaye, suffit à déterminer une tuberculose généralisée et

<hr>

(1) *Soc. de biologie*, 21 février 1903.

que dans certains cas une dose très faible, un quart de centimètre cube, c'est-à-dire environ 5 gouttes de liquide,
ont suffi à produire le même résultat.

Cependant il peut arriver exceptionnellement que ce
liquide soit moins virulent : dans un cas (obs. 30) le cobaye
inoculé avec deux centimètres cubes ne présentait, un mois
après, aucune lésion tuberculeuse.

Il est donc prudent d'injecter, en général, une dose de
trois à quatre centimètres cubes de liquide, bien que, dans
la très grande majorité des cas, une dose inférieure suf-
fise.

3° **Inoculation sous-cutanée.** — Elle doit être réservée
aux cas dans lesquels on suppose le liquide céphalo-
rachidien infecté par des germes étrangers.

Elle se fait en général à la face interne de la cuisse.

En quelques jours, il se produit, au point d'inoculation,
une induration (tubercule d'inoculation) qui se ramollit
bientôt, et s'ouvre à l'extérieur en produisant un petit
ulcère couvert de fines granulations et n'ayant guère de
tendance à se cicatriser (chancre tuberculeux). L'infection se
propage de proche en proche par la voie lymphatique. Si
l'inoculation a été faite à la face interne de la cuisse, au bout
de 15 jours les ganglions inguinaux sont hypertrophiés et
indurés : on peut les sentir par la palpation. Puis se prennent les ganglions sous-lombaires et le ganglion rétro-hé-
patique (Arloing). L'animal maigrit rapidement et se
cachectise. Il meurt dans un délai de 6 semaines à plusieurs
mois, suivant la quantité et la virulence des produits inoculés.

A l'autopsie, on trouve les lésions précédemment décrites.

Les résultats sont moins sûrs et moins rapides que dans l'inoculation intra-péritonéale.

3° Inoculation intramammaire. — MM. Nattan-Larrier et Griffon (1), s'appuyant sur les résultats obtenus par Nocard dans la mammite tuberculeuse expérimentale des bovidés, ont utilisé la voie mammaire chez la cobaye femelle pendant la période de lactation, pour déceler le bacille par l'inoculation et la production d'une mammite spécifique.

Si on injecte à une femelle qui a mis bas depuis 4 ou 5 jours ou même pendant toute la durée de l'allaitement, ou dans les derniers jours de la gestation, une petite quantité (1 à 3 centimètres cubes) de liquide tuberculeux, en dedans du mamelon, on voit au bout de quelques jours la glande se tuméfier. La sécrétion lactée devient puriforme. Une adénopathie inguinale apparaît à la deuxième ou troisième semaine, puis la mammite tuberculeuse s'ulcère et s'ouvre à la peau, et le cobaye finit par succomber à la généralisation du processus tuberculeux.

Mais l'intérêt de la méthode découle de la possibilité de suivre méthodiquement l'évolution de la lésion expérimentale, en puisant chaque jour à la source le liquide sécrété au niveau du mamelon, et en recherchant les bacilles de Koch dans ce lait.

On constate d'abord dans le lait l'apparition de nombreux polynucléaires et de macrophages. Puis, du huitième au quinzième jour, on décèle les bacilles isolés ou en petits groupes, libres ou inclus dans les polynucléaires.

La voie intramammaire aurait l'avantage sur les voies

(1) *Soc. de biologie*, 1er décembre 1900 et 14 février 1903.

intrapéritonéale et sous-cutanée, de ne pas attendre l'époque de la mise à mort de l'animal.

Les auteurs de ce procédé ont inoculé ainsi du liquide de méningite tuberculeuse, à la dose de 1 centimètre cube environ, et ont provoqué l'apparition du bacille dans le lait moins d'une semaine après l'injection.

Nous avons répété deux fois cette expérience, dans 2 cas de méningite tuberculeuse vérifiés à l'autopsie (obs. 2 et 1) dans lesquels le liquide céphalo-rachidien contenait des bacilles de Koch, constatés directement dans le culot de centrifugation, et identifiés par les inoculations intrapéritonéales positives. Dans 1 cas, nous avons injecté 2 centimètres cubes, dans l'autre, 1 centimètre cube dans la mamelle de cobayes ayant mis bas depuis quelques jours. Dans le premier cas, ce n'est qu'au bout de trois semaines que nous avons constaté quelques bacilles de Koch dans le lait. Dans le second cas, le lait, examiné tous les deux jours, contenait des polynucléaires en petite quantité les jours qui suivirent l'injection, mais nous n'avions pas trouvé de bacilles de Koch, au bout de trois semaines, quand à cette époque apparut une réaction locale : tubercule au point d'inoculation et ganglions inguinaux.

Ce procédé ne nous paraît donc pas constant.

4° **Inoculation sous-arachnoïdienne.** — On peut encore inoculer le liquide suspect sous l'arachnoïde atloïdo-occipitale des cobayes (Martin, Sicard).

Cette voie, moins facilement accessible, donne de bons résultats, mais trop tardifs encore pour fixer un diagnostic hésitant.

5° **Résultats obtenus par les inoculations.** — MM. Bernheim et Moser (1), sur 16 cas dans lesquels ils ont pratiqué l'inoculation, ont eu 14 réactions positives.

MM. Widal et Le Sourd (2) ont toujours eu des résultats positifs. Dans 12 cas de méningite tuberculeuse confirmés à l'autopsie, le liquide céphalo-rachidien, retiré pendant la vie, et inoculé au cobaye, dans le péritoine, à des doses variables, a infailliblement amené chez cet animal l'éclosion de la tuberculose.

Nous rencontrons des cas positifs également signalés par MM. Bezançon et Griffon (3), Souques et Quiserne (4), Nobécourt et Roger Voisin (5).

Par contre, M. Marfan (6), dans 3 cas de méningite tuberculeuse vérifiés à l'autopsie, a eu 3 résultats négatifs.

Parmi les observations que nous relatons dans ce travail, dans 31 cas de méningite tuberculeuse vérifiés à l'autopsie, 30 fois l'inoculation intrapéritonéale au cobaye du liquide céphalo-rachidien recueilli pendant la vie a tuberculisé l'animal, et presque toujours à des doses très faibles (1 à 3 centimètres cubes et jusqu'à un quart de centimètre cube) ; 1 fois l'inoculation a été négative : le liquide était probablement moins virulent et la dose injectée trop faible (2 centimètres cubes).

La virulence du liquide céphalo-rachidien pour le cobaye n'a été rencontrée ni dans le liquide céphalo-rachidien des méningites non tuberculeuses, ni dans celui des phtisiques

(1) Wien. med. Woch., 1897, 20 et 27 mai.
(2) Soc. de biologie, 20 juillet 1902.
(3) Soc. de biologie, 24 juin 1899.
(4) Soc. méd. des hôpitaux, Paris, 21 juin 1901.
(5) Rev. mens. des maladies de l'enfance, sept. 1902.
(6) Pr. méd., septembre 1897.

non atteints de méningite tuberculeuse (1) (l'observation que nous rapportons plus haut, page 39, vient confirmer ces recherches), ni dans la méningite aiguë syphilitique (1 cas de MM. Widal et Le Sourd) ; dans tous les cas, l'inoculation est restée négative.

En résumé la voie intra-péritonéale nous paraît la voie la plus sûre, sinon la plus rapide. L'inoculation au cobaye, malgré les cas exceptionnels où elle a été en défaut, nous paraît être le procédé le plus sûr pour déceler le bacille de Koch dans le liquide céphalo-rachidien. Ses résultats sont presque constants.

Mais elle est passible de certains reproches : elle ne fournit jamais de renseignements qu'après plusieurs semaines d'attente, c'est-à-dire toujours trop tard pour être utilisables en clinique. De plus, les cobayes inoculés peuvent mourir accidentellement avant le développement de l'infection tuberculeuse.

§ 4. — Valeur séméiologique de l'examen bactériologique.

Le diagnostic de la tuberculose repose sur la mise en évidence du bacille de Koch par l'examen microscopique, ou sur la reproduction, par inoculation du produit suspect au cobaye, d'une infection tuberculeuse expérimentale : ces réactions ont une valeur diagnostique absolue.

Nous venons de voir, en étudiant les divers renseignements fournis par la ponction lombaire, qu'aucun d'eux ne

(1) Thèse de Mlle Hinschoux. Paris, 1903.

constitue un signe spécifique de la méningite tuberculeuse. Seul, l'examen bactériologique du liquide céphalo-rachidien pourra donner une certitude, quand ses résultats seront positifs.

Mais les résultats négatifs sont-ils probants ? Dans les méningites tuberculeuses, l'examen bactériologique est-il toujours suivi de résultats positifs ?

La question de la présence du bacille de Koch dans le liquide céphalo-rachidien, au cours de la méningite tuberculeuse, a été très discutée. Plusieurs auteurs (Heubner, Marfan, etc.) ont constaté son absence dans certains cas. MM. Widal et Le Sourd, au contraire, ont toujours eu des résultats positifs. Nous-mêmes, avons toujours eu des succès dans toutes nos observations, sauf une.

Mais le bacille de Koch n'est pas toujours le seul agent microbien qu'on rencontre dans le liquide céphalo-rachidien, au cours de la méningite tuberculeuse. Parfois (1 ou 2 fois sur 10, d'après Hutinel), il se fait des associations par infection secondaire.

M. Netter, sur 10 méningites tuberculeuses, a constaté que le liquide céphalo-rachidien, ensemencé sur les milieux ordinaires, est resté stérile 6 fois, et 3 fois a donné des cultures de staphylocoques.

Heubner (1), Pfaundler (2), Lewkowicz (3), Holdheim (4),

---

(1) Ueber der Meningococcus. *Deutsche medicinische Wochenschrift*, 1897, p. 109.

(2) Ueber Lumbalpunctionen an Kindern. *Jahrbuch f. Kinderheilk.*, 1899.

(3) Ueber die Ätiologie der Gehirnhautentzündungen, etc. *Ibid.*, 1901.

(4) Beiträge zur bakteriolog. Diagn, etc. *Deutsche medicinische Wochenschrift*, 1898, n° 34.

Lenhartz (1), Netter (2) ont trouvé du méningocoque associé au bacille de Koch dans plusieurs cas de méningite tuberculeuse.

MM. Armand-Delille et Babonneix (3) ont trouvé une association du bacille de Koch avec une variété de diplocoque.

M. Bernard (4) cite un cas de méningite tuberculeuse compliquée d'infection à coccus.

MM. Bruneau et Hawthorn (5) rapportent un exemple d'association de méningite tuberculeuse et bactérienne à pneumocoque.

Nous avons observé un cas de méningite tuberculeuse avec association d'un diplocoque qui ressemblait au méningocoque (obs. 13).

En somme, quand on constate par un examen direct, ou après ensemencement, du méningocoque, du pneumocoque, du streptocoque, du staphylocoque, du bacille de Pfeiffer, il ne faut pas se hâter de conclure à une méningite aiguë bactérienne : on peut se trouver en présence d'une méningite tuberculeuse.

Si nous comparons entre eux les différents procédés que la bactériologie met entre nos mains, nous voyons que :

La recherche microscopique directe du bacille est simple, fournit une réponse immédiate, mais ne donne des résultats positifs que dans un peu plus de la moitié des cas.

(1) *Sem. méd.*, 1897, p. 241.
(2) *Pr. méd.*
(3) *Soc. de biologie*, 10 mai 1902.
(4) *Lyon médical*, 1901.
(5) *Marseille médical*, 1902.

La culture sur le milieu de Bezançon et Griffon donne des résultats constants, mais ne fournit de réponse qu'après quinze jours seulement en général, et de plus n'est pas très facile à appliquer à la pratique courante.

L'inoculation intra-péritonéale au cobaye est simple et facile, et donne des résultats constants ; elle ne fournit malheureusement de réponse qu'après 3 semaines seulement.

C'est donc l'inoculation intra-péritonéale au cobaye qui est le procédé de choix nous permettant d'affirmer, le plus souvent rétrospectivement, il est vrai, la nature tuberculeuse d'une méningite.

Si nous faisons abstraction de quelques cas exceptionnels où elle aurait été en défaut, sa constance donnerait une grande valeur à ses résultats négatifs pour rejeter le diagnostic de méningite tuberculeuse.

CHAPITRE V

CRYOSCOPIE DU LIQUIDE CÉPHALO-RACHIDIEN

La cryoscopie permet d'évaluer la tension osmotique du liquide céphalo-rachidien.

L'osmose (ὄσμος, impulsion) est le passage réciproque de deux liquides au travers d'une membrane qui les sépare.

Chaque fois que deux solutions de concentration différente sont séparées par une paroi perméable seulement au solvant, il y a courant, dialyse ou osmose de la solution la moins concentrée vers celle qui l'est le plus, jusqu'à ce que les deux solutions soient devenues de concentration égale. Si la solution la plus concentrée est contenue dans un vase complètement plein et hermétiquement fermé, le même mouvement va se produire; mais comme le vase est clos et ne contient aucun espace vide, ses parois auront à supporter une certaine pression; c'est la *pression* ou *tension osmotique*.

Les phénomènes osmotiques expliquent une grande partie de la physiologie cellulaire normale et pathologique.

Pour mesurer la tension osmotique, on peut se servir de deux méthodes : la méthode hématolytique ou la cryoscopie.

§ 1. — Méthode hématolytique.

1° **Principe de la méthode.** — Le protoplasma cellulaire contient de l'eau ayant une certaine tension osmotique qui peut servir à apprécier le degré de concentration d'un liquide dans lequel on le place.

Si l'on emploie les globules rouges, dans une solution concentrée, l'eau du protoplasma globulaire va vers la solution plus concentrée; il y a exosmose; le protoplasma se ratatine et conserve sa matière colorante. Tandis que dans une solution diluée, l'eau extérieure passe dans le protoplasma, il y a endosmose; l'hématie se gonfle et l'hémoglobine en sort pour aller colorer le liquide ambiant: il y a *hématolyse.*

Entre la solution très concentrée et la solution très diluée, il existe une solution intermédiaire dans laquelle l'hématie ne subira aucune modification : le protoplasma de l'hématie et cette solution auront la même tension osmotique, ils seront *isotoniques.*

La méthode hématolytique a été employée en clinique par divers auteurs.

Zanier, en 1896, a vu que le liquide céphalo-rachidien normal ne provoque pas la dissolution des globules rouges; sa concentration moléculaire est en effet plus élevée que celle du sérum; il est hypertonique par rapport au sérum.

Bard a montré récemment, qu'au cours des méningites tuberculeuses, le liquide provoque l'hématolyse, parce que sa concentration est moindre que celle du sérum; il est hypotonique par rapport à ce sérum.

2° **Procédé de Bard** (1). — Pour déterminer les rapports de tonicité du sang et du liquide céphalo-rachidien, il suffit de faire tomber une goutte du sang du malade dans 10 gouttes de son liquide céphalo-rachidien. On agite le mélange et, après quelques instants de contact, on centrifuge; il n'y a plus qu'à constater si le liquide qui surmonte le culot a jauni ou s'il est resté incolore, c'est-à-dire s'il a été teinté ou non par de l'hémoglobine, mise en liberté par le laquage de quelques globules rouges. A défaut d'appareil à centrifuger, on peut se contenter de laisser déposer le sang pendant 10 à 12 heures.

Quand le liquide céphalo-rachidien présente son rapport normal de tonicité avec le sang, non seulement il ne laque pas à l'état pur, mais encore il peut supporter une addition assez étendue d'eau distillée sans arriver à laquer les globules; le laquage commence pour une addition de 9 gouttes d'eau distillée à 10 gouttes de liquide rachidien et ne devient bien net qu'avec 10 gouttes.

Quand le liquide est hypotonique, il laque le sang à l'état pur plus ou moins nettement, et très nettement si on fait porter l'examen sur 10 gouttes additionnées de 2, 4 ou 6 gouttes d'eau distillée, suivant le degré d'hypotonie du liquide.

---

(1) *Bulletin médical*, 1901, 18 février, et *Traité de pathologie générale* de BOUCHARD, tome VI.

3° Critique de la méthode. — D'après Bard, l'hématolyse présente quelques avantages sur la cryoscopie. Elle est plus à la portée de tous les praticiens en dehors de tout laboratoire ; de plus, quelques gouttes de liquide céphalo-rachidien peuvent suffire, alors que la cryoscopie exige quelques centimètres cubes. Le rapport des tonicités du liquide céphalo-rachidien et du sérum sanguin est d'emblée établi en une seule manipulation, tandis qu'il faut faire la cryoscopie du liquide céphalo-rachidien, puis celle du sang pour les comparer.

Mais le phénomène de l'hématolyse est complexe et la méthode est passible de certains reproches. La résistance des globules est en effet variable suivant les cas. Ainsi certains corps, tels que l'urée, altèrent les hématies, quel que soit leur titre en solution.

Pour apprécier la concentration moléculaire d'un milieu, la méthode hématolytique doit céder le pas à la cryoscopie de ce milieu. Il n'y a d'ailleurs aucun rapport précis entre le point cryoscopique du liquide céphalo-rachidien et ses propriétés hématolytiques (Nobécourt et Wolff). Tel liquide, dont le Δ est de — o,61, produit le laquage quand on l'additionne de 4 gouttes d'eau distillée pour 10 ; tel autre dont le Δ est de — o,54, ne le détermine qu'après addition de 8 gouttes d'eau distillée.

§ 2. — Examen cryoscopique.

La cryoscopie ou étude du point de congélation des liquides est une méthode simple et suffisamment précise.

1° **Principes de la méthode.** — D'après les lois de Raoult, le point de congélation de l'eau distillée étant de zéro degré, toutes les humeurs ont un point de congélation inférieure à zéro degré, d'autant plus bas qu'elles sont plus concentrées. La différence entre le point de congélation du dissolvant pur (zéro degré) et celui de la solution de l'humeur est désigné par le symbole Δ.

La cryoscopie permet d'établir si plusieurs solutions de corps différents contiennent le même nombre de molécules, c'est-à-dire si elles ont la même concentration moléculaire, car Δ dépend non de la nature, mais du nombre des molécules.

Puisque la tension osmotique d'une solution est fonction de sa concentration moléculaire, la cryoscopie permet d'évaluer la tension osmotique des solutions.

Deux· solutions ayant même Δ sont équimoléculaires, sont isotoniques.

Si une solution a un Δ plus abaissé qu'une autre, elle contient plus de molécules, elle est hypertonique. Inversement, l'autre solution est hypotonique.

En 1891, Dreser appliqua la cryoscopie à l'étude des humeurs de l'organisme.

3° **Technique** (1). — On emploie un appareil, le *cryoscope* ; celui qui est employé communément dans les laboratoires est celui de Beckmann, modifié et simplifié par Bousquet. Il ne présente pas une précision mathématique comme les cryoscopes utilisés en physique ; cependant il est suffisant pour la clinique.

(1) WIDAL et LESNÉ, *Traité de pathologie générale* de BOUCHARD, t. VI.

Il se compose d'un récipient en verre dans lequel on me un mélange réfrigérant à parties égales de glace pilée et de sel marin. Ce récipient porte à sa partie inférieure une tubulure permettant l'écoulement de l'eau de fusion de la glace qui élèverait la température du mélange réfrigérant.

Dans ce mélange réfrigérant plonge verticalement une éprouvette remplie au tiers d'un mélange à parties égales d'eau et de glycérine et c'est dans ce milieu glycériné que va plonger le tube à essai à parois épaisses, qui contiendra le liquide à examiner. Ce tube doit être rincé à l'eau distillée et bien séché. Le milieu glycériné a pour but de répartir la réfrigération sur toutes les parois du tube à essai et d'empêcher qu'elle ne soit plus marquée en un point qu'en un autre.

Dans le liquide sera placé un thermomètre cryoscopique. Il doit être gradué de — 3° à + 3° et divisé au moins en cinquantièmes de degré.

Enfin un agitateur composé d'un fil de platine enroulé en spirale peut se mouvoir autour de la cuvette du thermomètre.

Il faut environ 10 centimètres cubes de liquide à examiner.

On vérifie soigneusement la continuité de la colonne mercurielle du thermomètre, surtout à l'extrémité supérieure dilatée de son calibre, car à ce niveau souvent de petites boules de mercure se détachent de la colonne mercurielle.

On introduit dans le liquide à examiner le thermomètre entouré de l'agitateur. A partir de ce moment jusqu'à la fin de l'opération, cet agitateur doit être mis en mouvement, afin que la température soit rigoureusement la même dans toute la masse du liquide. On voit bientôt descendre lentement la colonne mercurielle ; presque toujours il se produit une surfusion, la colonne mercurielle atteint un minimum, puis elle se relève et s'arrête en un point où elle reste un temps variable mais suffisant pour l'observation : c'est le point de congélation. Pour éviter l'erreur possible due à la surfusion, il est préférable de précipiter la solidification à la fin de l'expérience, en projetant une petite parcelle de glace pure dans le liquide, dès que la colonne mercurielle est descendue au-dessous du point de congélation supposé : la température remonte alors brusquement, puis lentement et se fixe au point de congélation.

Le chiffre lu n'est pas exactement le point cryoscopique. Il faut une correction, car le zéro du thermomètre, pour des considérations de pression atmosphérique, par exemple, subit des déplacements au-dessus ou au-dessous du zéro indiqué. Il suffit donc de temps en temps de vérifier le zéro du thermomètre. On cherche le point de congélation de l'eau distillée. Si ce point est situé au-dessous du zéro du thermomètre on retranchera le chiffre trouvé du Δ du liquide examiné ; s'il est situé au-dessus, on l'ajoutera.

3° Résultats fournis par la cryoscopie dans la méningite tuberculeuse. — Normalement, le point de congélation du liquide céphalo-rachidien oscille en général entre — 0,60 et — 0,70 d'après les recherches de MM. Widal, Sicard et Ravaut.

MM. Achard, Loeper et Laubry ont trouvé des chiffres inférieurs, entre — 0,50 et — 0,56.

Or, le point de congélation du sérum humain centrifugé est — 0,56.

Le liquide céphalo-rachidien normal est donc hypertonique par rapport au sérum, caractère différentiel d'avec les autres liquides de l'organisme.

Dans la méningite tuberculeuse, MM. Widal, Sicard et Ravaut (1) ont étudié la concentration moléculaire du liquide céphalo-rachidien. 8 fois sur 10 le liquide était hypotonique par rapport au sérum sanguin et congelait au-dessous de — 0,56 (entre — 0,48 et — 0,56).

Ces résultats ont été confirmés par les observations de divers auteurs (Achard, Loeper et Laubry, etc.). M. Bard, avec son procédé hématolytique, était arrivé au même résultat.

Au cours d'une même méningite, le point cryoscopique du liquide céphalo-rachidien peut varier d'un jour à l'autre.

Le mécanisme pathogénique de ces variations de tension osmotique nous échappe complètement.

4° Valeur séméiologique de la cryoscopie. — Pour se garder d'une erreur d'interprétation il faut toujours faire en même temps que la cryoscopie du liquide céphalo-rachidien la cryoscopie du sérum du malade. Le point de congélation du sérum peut en effet varier à l'état pathologique et peut, par exemple, être plus élevé que normalement, par suite de l'insuffisance de la dépuration urinaire. Parfois au contraire il est moins élevé.

On prendra donc environ 20 centimètres cubes de sang dans la veine du malade. On laissera coaguler et on opérera sur le sérum. Le Δ du sérum seul est très voisin de celui

____

(1) *Soc. de biologie*, 24 octobre 1900.

du sang total : la différence n'est souvent que de — 0,01. Le
sang recueilli par ventouses scarifiées a un point de congélation de 0,02 à 0,05 plus bas que le sang pris directement
dans les vaisseaux. (Cette différence ne serait pas due à la
présence de lymphe, qui est hypertonique, mais à la présence de CO_2 dissous dans le sang.)

Chez une malade atteinte de méningite cérébro-spinale à
pneumocoque, M. Widal a trouvé — 0,59 comme point
cryoscopique du liquide céphalo-rachidien, alors que le point
cryoscopique du sérum était — 0,71. Malgré les apparences
le liquide céphalo-rachidien était donc hypotonique par
rapport au sérum sanguin.

Au contraire, nous avons observé un cas de méningite
tuberculeuse (obs. 15), dans lequel le Δ du liquide céphalo-
rachidien était de — 0,52 et aurait pu faire croire à une
hypotonie, si on n'avait fait la cryoscopie du sérum dont
le Δ était abaissé à — 0,48.

L'hypotonie, l'inversion de la formule cryoscopique dans
le rapport du Δ du liquide céphalo-rachidien et du Δ du sérum
sanguin n'est pas constante dans la méningite tuberculeuse,
mais elle existe dans la grande majorité des cas, 8 fois sur
10 d'après MM. Widal, Sicard et Ravaut. Nous allons voir
que d'après notre statistique nous avons trouvé la même
proportion, 79 p. 100.

Mais cette hypotonie n'est pas spéciale à la méningite tuberculeuse.

On la rencontre dans les autres méningites aiguës microbiennes [Sicard et Brécy (1), Achard, Loeper et Lau-

<hr>

(1) *Soc. méd. des hôpitaux,* Paris, 19 avril 1901.

bry (1), Griffon et Gandy (2), Achard et Grenet (3), etc.]

On l'a trouvée dans la méningite aiguë syphilitique [Widal et Le Sourd (4)].

Il semble, d'après la plupart des observations, que les chiffres les moins élevés se rencontrent dans les méningites tuberculeuses. On a en effet trouvé des chiffres compris entre — 0,44 et — 0,50 dans la méningite tuberculeuse, alors que dans les méningites aiguës, le plus souvent les chiffres varient entre — 0,50 et — 0,56. Mais ces considérations n'ont rien d'absolu.

On a rencontré encore l'hypotonie du liquide céphalo-rachidien dans un cas de pachyméningite hémorragique, dans l'urémie.

Mais dans les affections chroniques du système nerveux, le point de congélation reste normal.

Nous avons recueilli un certain nombre d'observations de méningite tuberculeuse dans lesquelles la cryoscopie avait été étudiée.

MM. Widal, Sicard et Ravaut (5), sur 10 cas, ont trouv 8 fois de l'hypotonie (— 0,48 à — 0,56).

MM. Souques et Quiserne (6) dans un cas ont trouv $\Delta = -0,51$, puis à une deuxième ponction $\Delta = -0,55$. Donc hypotonie.

MM. Achard et Loeper (7), sur 6 cas, ont trouvé 1 fois

(1) *Arch. de méd. expérimentale*, 1901.
(2) *Soc. méd. des hôpitaux*, 5 Juillet 1901.
(3) *Ibid.*, 7 novembre 1902.
(4) *Ibid.*, 14 février 1902.
(5) *Soc. de biologie*, 20 octobre 1900.
(6) *Soc. méd. des hôpitaux*, Paris, 21 juin 1901.
(7) *Arch. de méd. expérim.*, 1901.

Δ = — 0,44 ; 1 fois Δ = — 0,47 ; 1 fois Δ = — 0,51, alor que le Δ du sérum du même malade était — 0,52, 1 fois — 0,53, alors que le Δ du sérum du même malade était de — 0,55 ; 1 fois Δ = — 0,56, 1 fois Δ = — 0,57.

Ces auteurs ajoutent : « Les méningites aiguës ont donné des Δ compris entre — 0,46 et — 0,64. Les méningites tuberculeuses ont donné des Δ compris entre — 0,44 et — 0,57. On ne peut donc tirer de ces recherches un diagnostic différentiel entre ces deux classes de méningites. » On peut en tirer cependant une conclusion, c'est que l'abaissement du point cryoscopique se rencontre dans la plupart des méningites, tuberculeuses ou non. Ces résultats sont confirmatifs de ceux de MM. Widal, Sicard et Ravaut.

A. Léri (1), sur 5 cas, a trouvé 5 fois une hypotonie légère (jusqu'à —0,50). Dans un de ces cas, le Δ du liquide céphalo-rachidien était de — 0,53 alors que le Δ du sérum du même malade était — 0,54.

Griffon (2), dans un cas a trouvé Δ = — 0,55. Donc un chiffre très rapproché du Δ probable du sérum qui n'a pas été recherché.

Carrière (3), sur 20 cas, par le procédé hématolytique de Bard, a trouvé 14 fois de l'hypotonie.

En résumé, sur 43 cas de méningite tuberculeuse, on a trouvé 34 fois de l'hypotonie du liquide céphalo-rachidien, c'est-à-dire dans 79 p. 100.

C'est exactement la même proportion que MM. Widal, Sicard et Ravaut avaient indiquée (8 fois sur 10).

(1) *Société de biologie*, 5 juillet 1902.
(2) *Ibid.*, 5 janvier 1901.
(3) *Nord méd.*, 15 juin 1902.

D'après les observations nouvelles que nous rapportons, on trouve à peu près le même pourcentage. En effet, sur 12 cas de méningite tuberculeuse où la cryoscopie a été faite, on a trouvé 11 fois l'hypotonie du liquide céphalo-rachidien.

On peut conclure que l'hypotonie du liquide céphalo-rachidien est très fréquente dans la méningite tuberculeuse (79 p. 100). L'abaissement du point cryoscopique du liquide céphalo-rachidien, l'inversion de la formule cryoscopique dans le rapport des points cryoscopiques du liquide céphalo-rachidien et du sang, tout en étant plus fréquents et plus marqués dans la méningite tuberculeuse, ne peuvent servir au diagnostic de la nature de la méningite, mais constituent un signe qui, quand il est positif, est un indice de plus en faveur de la méningite; négatif, ce signe perd sa valeur.

CHAPITRE VI

ÉTUDE DE LA PERMÉABILITÉ MÉNINGÉE

1° **Historique** — La membrane arachnoïdo-pie-mérienne est normalement perméable de dedans en dehors (injections sous-arachnoïdiennes de cocaïne suivies d'anesthésie), mais cliniquement on ne peut apprécier que sa perméabilité de dehors en dedans. Normalement, elle est imperméable de dehors en dedans, c'est-à-dire qu'elle oppose une barrière solide à certaines substances qui pourraient pénétrer dans le liquide céphalo-rachidien.

Ce phénomène la distingue des autres séreuses de l'organisme, qui, elles, sont facilement perméables, à l'état normal, de dehors en dedans.

MM. Widal et Sicard avaient déjà montré que l'agglutinine n'apparaît pas pendant la vie dans le liquide céphalo-rachidien, au cours d'une fièvre typhoïde.

Ils ont encore établi qu'un corps facilement diffusible, comme l'iodure de potassium, n'apparaît pas à l'état normal dans le liquide céphalo-rachidien, alors même qu'il a été absorbé à doses élevées (8 à 12 grammes pendant plusieurs jours).

On a d'abord appliqué à la clinique l'étude de la perméabilité d'autres séreuses (plèvre, péritoine). Enfin, MM. Widal, Sicard et Monod (1) recherchèrent si, au cours des lésions méningées, la recherche du passage de l'iodure de potassium dans le liquide céphalo-rachidien ne pourrait servir à révéler les troubles de la perméabilité pie-mérienne.

2° **Technique.** — Les substances employées pour étudier la perméabilité méningée sont variables, mais de toutes la plus communément employée, celle qui est préférable, c'est l'iodure de potassium, qui fait partie d'ailleurs de l'arsenal thérapeutique de la méningite tuberculeuse.

a) Réaction à KI. — Les doses ingérées d'iodure doivent être assez fortes (3 à 5 grammes) et l'organisme imprégné depuis un certain temps, en moyenne durant 3 ou 4 jours.

On s'assure d'abord que l'iodure a passé dans les urines.

Puis on recherche la présence de l'iodure dans le liquide céphalo-rachidien.

On opère sur quelques centimètres cubes de liquide : 3 ou 4 centimètres cubes suffisent.

Il existe plusieurs procédés de réaction clinique, qui tous ont pour objet de mettre d'abord l'iode en liberté, en décomposant l'iodure par l'acide nitrique nitreux, puis de déceler la présence des traces d'iode.

On peut employer l'acide nitrique nitreux et l'amidon, qui donne avec l'iode une coloration bleue d'iodure d'amidon, ou bien l'acide nitrique nitreux et le chloroforme, qui dissout l'iode et, en se rassemblant au fond du tube, donne une coloration rouge violet.

____

(1) *Société de biologie*, novembre 1900.

Nous nous servons du procédé suivant, qui est très sensible : on verse 10 à 15 gouttes d'acide nitrique-nitreux dans un tube à essai contenant 3 ou 4 centimètres cubes de liquide céphalo-rachidien. On retourne plusieurs fois le tube ; puis on ajoute une petite quantité, 10 gouttes en moyenne, de sulfure de carbone et on agite le tube. Après quelques instants de repos, le sulfure de carbone se collecte au fond du tube, et si la réaction est positive, on voit, à ce niveau, une coloration violette plus ou moins intense.

b) Réaction au bleu de méthylène. — On donne le bleu de méthylène, soit en injection sous-cutanée, soit en pilule, à la dose de 0 gr. 05.

On s'assure que les urines sont bleues avant et après la ponction lombaire, qui est pratiquée environ 24 heures après la prise du bleu.

Si le liquide céphalo-rachidien n'est pas bleu, il faut s'assurer de l'existence possible du chromogène, en ajoutant quelques gouttes d'acide acétique et en chauffant (le bleu apparaît alors).

c) Réaction au salicylate de soude. — Ingestion de 1 ou 2 grammes de salicylate ou injection sous-cutanée de 0 gr. 30 de salicylate en solution.

Recherche du salicylate par le perchlorure de fer.

d) Réaction au chlorure de lithium (Achard et Loeper). — Donne une belle coloration rouge à la flamme.

3° Résultats dans la méningite tuberculeuse. — MM. Widal, Sicard et Monod, dans 3 cas de méningite tuberculeuse, ont trouvé une perméabilité méningée à l'iodure.

Dans 4 autres cas, ils ont trouvé l'imperméabilité conservée.

La perméabilité a été trouvée par d'autres auteurs (Souques et Quiserne, Sicard, Cruchet, Guinon et Simon, Griffon, Carrière).

Mais les mêmes auteurs ont constaté aussi des cas de méningite tuberculeuse avec réaction iodurée négative.

La perméabilité, en somme, dans la méningite tuberculeuse n'existe que dans la moitié des cas environ.

Les résultats obtenus avec les différentes substances (iodure salicylate, bleu de méthylène) sont toujours concordants.

Dans certains cas (Sicard, Simon, Méry et Babonneix), le maximum de perméabilité semble avoir coïncidé avec une formule leucocytaire atypique, avec une poussée de polynucléose.

Les troubles de la perméabilité méningée sont-ils en rapport avec l'hypotonie pathologique du liquide céphalo-rachidien, si souvent observée dans la méningite tuberculeuse ?

Il paraît exister une indépendance relative entre les deux faits. Ainsi on a trouvé une imperméabilité conservée coïncidant avec une hypotonie notable. « La tension osmotique ne règle pas à elle seule tous les échanges qui se font à travers les membranes de l'économie. Il faut compter aussi avec l'action des éléments histologiques qui existent dans a structure des tissus. » (Widal et Sicard.)

4° Valeur séméiologique de la perméabilité méningée. — La perméabilité méningée indique toujours une réaction méningée et ne saurait exister sans leucocytose du liquide céphalo-rachidien.

Au début, on avait cru pouvoir établir comme règle que la perméabilité n'apparaissait que dans la méningite tuberculeuse, tandis que, dans les méningites cérébro-spi-

Dans 9 de nos observations, où on a recherché la perméabilité, on a trouvé 4 fois la perméabilité, 5 fois l'imperméabilité.

La recherche de la perméabilité méningée ne peut donc que rarement aider au diagnostic de méningite tuberculeuse. C'est un signe qui, positif, a une valeur, indiquant certainement une réaction méningée, probablement de nature tuberculeuse, mais pas certainement, puisqu'on peut le trouver dans les méningites cérébro-spinales et les méningites aiguës syphilitiques. Négatif, il n'a aucune valeur, puisqu'il n'existe que dans la moitié des cas environ de méningite tuberculeuse.

CONCLUSIONS

L'examen du liquide céphalo-rachidien fournit au diagnostic de la méningite tuberculeuse des renseignements précieux et parfois indispensables. Son aspect macroscopique, sa pression indiquent déjà, dans beaucoup de cas, un état pathologique.

Le cyto-diagnostic, procédé simple et rapide, donne le plus souvent un argument décisif, mais il ne doit pas empêcher de rechercher tous les autres symptômes de la maladie. Dans la grande majorité des cas de méningite tuberculeuse, on observe une lymphocytose abondante, pure ou prédominante. Quand on observe une grande quantité de polynucléaires, il faut d'abord ne pas se laisser tromper par une apparence et faire le pourcentage des éléments. Si, par exception, la formule est vraiment polynucléaire, il faut réserver son opinion et répéter l'examen les jours suivants, car la formule peut se modifier rapidement : dans ce cas de polynucléose prédominante, la proportion des lymphocytes est néanmoins toujours forte et plaide en faveur de la méningite tuberculeuse.

La bactériologie est capable de donner une certitude absolue; malheureusement, elle ne peut nous fournir de réponse immédiate que dans la moitié des cas environ. Parmi les procédés qu'elle met entre nos mains, les seuls à retenir sont :

a) La recherche directe du bacille dans le culot de centrifugation du liquide céphalo-rachidien. C'est un procédé simple et rapide ; c'est lui qui, précisément, nous a fourni des résultats positifs immédiats dans plus de la moitié des cas.

b) La culture sur sang gélosé, procédé sûr, suivi de succès constants, mais qui ne fournit, en général, de réponse qu'après quinze jours seulement.

c) L'inoculation intra-péritonéale au cobaye, procédé simple et constant également, mais qui ne fournit également de réponse qu'après 3 semaines seulement.

La cryoscopie révèle une hypotonie dans la majorité des cas de méningite, quelle qu'en soit la nature. C'est un symptôme de plus, intéressant à rechercher à l'occasion.

L'étude de la perméabilité méningée ne donne de résultats positifs que dans la moitié des cas environ. Les résultats positifs ne constituent qu'une probabilité pour la méningite tuberculeuse. Négatifs, ils n'ont aucune valeur.

En résumé, l'inoculation est le seul procédé d'investigation pratique et sûr, indispensable pour affirmer la nature tuberculeuse d'une méningite, mais il est lent. Le cyto-diagnostic est le moyen d'investigation le plus rapide et le plus pratique et c'est celui qui, dans le plus grand nombre de cas, fournit une réponse immédiate.

OBSERVATIONS

Obs. 1. — *Méningite tuberculeuse au cours d'une tuberculose pulmonaire.*

D..., âgé de 53 ans, découpeur de métaux, entre le 11 avril 1903, salle Beau, lit n° 2, à l'hôpital Cochin, dans le service du docteur Widal.

Aucun antécédent héréditaire à noter. Le malade a eu l'année dernière une pleurésie. Nouvelle pleurésie il y a 1 mois, ponctionnée chez lui : on lui a retiré un litre environ de liquide séreux du côté gauche.

Actuellement on constate à la base gauche de nombreux râles sous-crépitants et aux deux sommets, mais surtout à gauche, une respiration soufflante avec quelques craquements humides.

Pendant le mois d'avril et le commencement de mai, le malade tousse, crache, s'amaigrit, présente des oscillations de température entre 38° et 39° avec sueurs profuses la nuit. Les signes pulmonaires persistent.

19 *mai*. — Le malade se plaint de mal de tête. La céphalée s'accroît progressivement. Le 20 au soir, la température atteint 38°,5, le pouls est à 90. On constate seulement une ébauche de signe de Kernig.

21. — On trouve une raideur marquée de la nuque, le signe de Kernig plus net ; pas de troubles des réflexes. Les pupilles sont dilatées, mais égales et réagissent bien. La sensibilité est normale. Un peu de tremblement du membre supérieur, surtout à droite. T., 37°,7 ; P., 92, régulier. Respiration à 30, régulière.

On pratique une ponction lombaire, malgré le manque de netteté des signes méningés. On trouve une abondante lymphocytose.

22. — La céphalée persiste. Mêmes signes. De plus, exagération des réflexes rotuliens. T., 37° ; P., 96, régulier. Respiration à 36, régulière.

L'état psychique est normal : pas de délire, lucidité parfaite.

Les jours suivants, même état. T., 37° ou 37°,5.

26. — La température s'élève à 38°. Pouls à 100.

27. — Délire. Hyperesthésie cutanée. Inégalité pupillaire. T., 38°,6. : P., 100. Respiration irrégulière.

Le malade meurt le 29 dans le coma.

AUTOPSIE. — Les méninges sont un peu épaissies, surtout à la partie inférieure du cerveau. Granulations tuberculeuses dans les scissures sylviennes et sur les plexus choroïdes.

Pas de lésions caséeuses ni de traînées purulentes.

Sur les méninges médullaires, on ne voit rien d'anormal macroscopiquement.

Les poumons sont farcis de tubercules.

On trouve des bacilles de Koch à l'examen du liquide ventriculaire.

EXAMEN DU LIQUIDE CÉPHALO-RACHIDIEN.

21 mai. — Première ponction lombaire :

1° *Aspect macroscopique.* — 10 centimètres cubes de liquide légèrement jaune verdâtre s'écoulant sans hypertension. Coagulum fibrineux.

2° *Cytologie.* — Lymphocytose abondante, presque exclusive. Très rares polynucléaires.

3° *Cryoscopie.* — Liquide céphalo-rachidien, $\Delta - 0,18$; sérum sanguin, $\Delta - 0,55$.

23. — Deuxième ponction lombaire.

1° *Aspect macroscopique.* — 15 à 20 centimètres cubes de

liquide légèrement jaune s'écoulant goutte à goutte. Formation d'un coagulum fibrineux.

2° *Cytologie.* — Lymphocytes nombreux, prédominants, 94 p. 100; quelques polynucléaires, 6 p. 100; quelques gros éléments uninucléés.

3° *Examen de la perméabilité.* — Perméabilité à l'iodure de potassium; réaction légère par l'acide nitrique nitreux et le sulfure de carbone.

4° *Examen bactériologique.*

I. *Inoculations au cobaye :*

1° *Intrapéritonéales :*

     a) à 1 cobaye, 5 centimètres cubes de liquide.

     b) à 1 — 1 — —

     c) à 1 cobaye 1/2 — —

     d) à 1 — 1/4 — —

Ces quatre cobayes ont été sacrifiés un mois après : ils présentaient tous des lésions de tuberculose généralisée.

2° *Intramammaires.* — 1 centimètre cube dans la mamelle de chaque côté d'une femelle ayant mis bas depuis 2 jours. Le lait examiné tous les 2 jours ne contient pas encore au bout de 3 semaines de bacilles de Koch. Mais à ce moment apparaissent des tubercules au point d'inoculation, avec ganglions inguinaux perceptibles à la palpation.

II. *Culture sur sang gélosé glycériné.* — Ensemencement direct, au lit du malade, de 5 gouttes de liquide dans un tube de sang gélosé glycériné.

Quinze jours après apparaissent quelques colonies de bacilles de Koch.

27. — *Troisième ponction lombaire.*

1° *Aspect macroscopique.* — 8 centimètres cubes de liquide jaune sans hypertension. Formation d'un coagulum fibrineux.

Présence d'albumine en quantité considérable, apparaissant quand on verse de l'acide nitrique dans le liquide.

2° *Cytologie.* — Lymphocytose.

3° *Examen de la perméabilité.* — Perméabilité très nette à

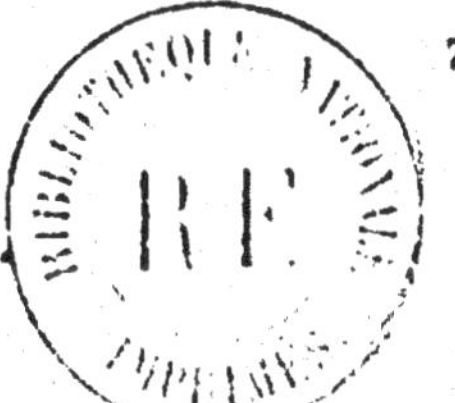

l'iodure de potassium. Le malade prend 4 grammes de KI depuis 6 jours : belle coloration violette par l'addition d'acide nitrique nitreux et de sulfure de carbone.

4° *Examen bactériologique.* — a) *Recherche microscopique du bacille.* — Sur les préparations faites avec le culot de centrifugation, bacilles de Koch assez rares.

b) *Culture sur sang gélosé glycériné.* — Ensemencement direct, au lit du malade, de 8 gouttes de liquide dans un tube de sang gélosé glycériné.

Trois semaines après apparaissent quelques colonies discrètes de bacilles de Koch.

Obs. 2. — Méningite tuberculeuse coexistant avec une granulie
chez un enfant.

B..., 5 ans, entre à l'hôpital des Enfants-Malades, le 15 mai 1903, salle Guersant, lit n° 34, dans le service du docteur Moizard.

Les parents sont bien portants. Ils ont eu 3 enfants, le petit malade et 2 autres qui sont en bonne santé.

Celui ci, né à terme, nourri au sein par la mère jusqu'à l'âge de 1 an, a marché à l'âge de 1 an, et a eu ses dents dans les délais normaux.

Il a eu une bronchite à 2 ans et demi et une rougeole à 4 ans, suivie de varicelle.

Depuis 1 mois et demi, l'enfant boite légèrement du côté gauche.

Le début de sa maladie actuelle remonte à 16 jours et a été marqué par de la diarrhée jaune, fétide, qui a duré 3 jours ; le petit malade avait environ 3 selles par jour.

Puis il s'est plaint d'un mal de tête continuel et de plus en plus prononcé. La perte d'appétit, la faiblesse générale l'ont obligé à garder le lit depuis 11 jours.

Les jours suivants, il a commencé à vomir : ces vomissements se produisaient sans nausées, sans effort.

A la diarrhée a succédé la constipation. Les nuits étaient mau-

vaises : l'enfant était constamment agité. La mère a remarqué de
fréquentes alternatives de pâleur et de congestion de la face.

Un médecin avait ordonné une purgation tous les 3 jours avec
de l'huile de ricin.

Actuellement, on constate que l'enfant est un peu somnolent et
laisse échapper des gémissements dès qu'on l'examine. Il n'est
pas très amaigri.

Il paraît souffrir de céphalalgie. Les mouvements de la tête sont
douloureux. Il y a un peu de raideur de la nuque. Pas de signe
de Kernig.

Pas de douleur à la pression des globes oculaires ni de photophobie. Mais on constate une légère inégalité pupillaire, la pupille
droite étant plus large que la gauche.

Le ventre est plat, douloureux à la pression. A l'auscultation, pas
de signes de tuberculose pulmonaire. La température est à 39°,4 ;
le pouls à 140, régulier. La respiration est régulière.

On prescrit une vessie de glace en permanence sur la tête et de
l'iodure de potassium à la dose de 1 gramme par jour.

17 *mai*. — Les symptômes méningés sont plus accusés.

L'enfant est couché en chien de fusil dans son lit, les yeux
fuyant la lumière.

Raideur de la nuque. Il existe un certain degré de signe de
Kernig, mais très peu marqué. Pas de trouble des réflexes rotuliens.

Léger ptosis de la paupière gauche. Inégalité pupillaire et surtout mydriase paralytique des deux côtés, les pupilles, largement
dilatées, ne réagissant plus à la lumière. La pression des globes
oculaires est douloureuse et il y a de la photophobie.

L'enfant est presque dans un état comateux. Pas de convulsions,
ni de paralysies.

La température qui est montée hier soir à 39°,8 est ce matin à
38°,9. Le pouls est à 140, régulier.

Vu l'état du malade et la température élevée, on pense à une
granulie avec localisation méningée prédominante. La ponction lombaire révèle une lymphocytose abondante avec bacilles de Koch

18. — Même état comateux. Hyperesthésie généralisée.

T., 39°,4; P., à 150, un peu irrégulier.

19. — Même état. Amaigrissement rapide.

La température est à 39°.2 et le pouls à 160 avec des intermittences.

L'enfant meurt dans la nuit à 5 heures du matin, dans le coma.

AUTOPSIE le 21 mai. — La pie-mère de l'encéphale est injectée et infiltrée de sérosité abondante.

Sur le lobe frontal de l'hémisphère gauche on constate un placard, large comme une paume de main, constitué par des granulations confluentes. Granulations disséminées sur le reste de la convexité, le long des vaisseaux, grosses comme une tête d'épingle.

Au niveau de l'hémisphère droit, une plaque plus petite de granulations confluentes siège sur le lobe frontal. Granulations nombreuses le long de la scissure de Sylvius.

A la base de l'encéphale, granulations confluentes au niveau de la protubérance annulaire et du chiasma. Ailleurs, granulations discrètes, disséminées.

Sur les coupes du cerveau, on remarque que les granulations s'infiltrent dans la pulpe cérébrale au niveau des plaques qui existent sur les lobes frontaux. Ces granulations infiltrent la substance grise de l'écorce sur une profondeur de 4 à 5 millimètres.

Le liquide céphalo-rachidien contenu dans les ventricules est trouble.

Les granulations de la pie-mère sont en général petites, comme des têtes d'épingle, grisâtres, transparentes. Quelques-unes, au niveau des plaques de granulations confluentes, sont plus grosses et caséifiées.

Sur les méninges spinales, on ne découvre pas de granulations apparentes.

Les poumons sont infiltrés de granulations grises de haut en bas. Granulations sur la plèvre viscérale. Pas de lésions tuberculeuses anciennes au niveau des sommets.

Au niveau du hile pulmonaire, on trouve de gros ganglions trachéo-bronchiques caséifiés.

Les reins sont parsemés de granulations discrètes.

La rate est infiltrée de granulations. Elle pèse 70 grammes.

Pas de granulations sur le péritoine. Dans le foie, quelques granulations sur les coupes.

EXAMEN DU LIQUIDE CÉPHALO-RACHIDIEN

17 mai. — Première ponction lombaire.

1° *Aspect macroscopique.* — On retire 3 centimètres cubes de liquide céphalo-rachidien clair avec légère hypertension.

2° *Cytologie.* — Lymphocytose abondante.

19. — Deuxième ponction lombaire.

1° *Aspect macroscopique.* — Liquide trouble laissant déposer, après repos, des flocons de fibrine. Pas d'hypertension.

2° *Examen chimique.* — Grande proportion d'albumine ; sérine et globuline à peu près en quantités égales.

3° *Cytologie.* — Lymphocytes prédominants, 80 p. 100 ; polynucléaires abondants, 20 p. 100.

4° *Cryoscopie.* — Liquide céphalo-rachidien, $\Delta = -48$; sérum sanguin, $\Delta = -54$.

5° *Étude de la perméabilité.* — Perméabilité légère à KI (réaction par l'acide nitrique nitreux et le sulfure de carbone) : le malade prenait de l'iodure depuis plusieurs jours.

6° *Examen bactériologique. — a) Recherche microscopique du bacille* : Présence de bacilles de Koch assez nombreux, en amas, sur les préparations faites avec le culot de centrifugation.

b) Cultures sur sang gélosé glycériné, dans l'étuve à 37°.

α) Ensemencement direct, au lit du malade, de 5 gouttes de liquide céphalo-rachidien, dans un tube de sang gélosé glycériné. Le tube a été contaminé par du staphylocoque qui, en 48 heures, a envahi toute la surface de la gélose.

β) Ensemencement, sur sang gélosé glycériné, du culot obtenu après centrifugation.

Quinze jours après apparaissent de très nombreuses colonies de bacilles (une centaine) qui en quelques jours deviennent très nettes.

c) Inoculations.

ɑ) Intrapéritonéales.

1°) De un centimètre cube de liquide à un 1ᵉʳ cobaye.

2°) De un demi-centimètre cube de liquide à un 2ᵉ cobaye.

3°) De un quart de centimètre cube de liquide à un 3ᵉ cobaye.

Ces trois cobayes, sacrifiés un mois après, présentaient des lésions de tuberculose généralisée.

β) *Intramammaire.* — A une cobaye femelle ayant mis bas depuis 3 jours on injecte un demi-centimètre cube de liquide dans une mamelle d'un côté, et 2 centimètres cubes dans une mamelle de l'autre côté.

Le lait est examiné tous les 2 jours. Ce n'est qu'au bout de 3 semaines que l'on constate la présence de quelques bacilles de Koch dans le lait de la mamelle qui avait reçu 2 centimètres cubes de liquide.

Obs. 3. — *Méningite tuberculeuse chez une malade atteinte de tuberculose pulmonaire.*

C..., âgée de 39 ans, marchande de vins, entre à l'hôpital Cochin, le 6 juin 1903, salle Blache, lit n° 9, dans le service du docteur Widal.

Pas d'antécédents héréditaires à noter. Son mari est mort à 33 ans d'une méningite. Elle a eu deux enfants qui sont bien portants.

Toujours en bonne santé jusque-là, elle s'est aperçue il y a un an qu'elle avait des glandes dans le cou et les aisselles. On retrouve actuellement cette adénopathie axillaire et sous-maxillaire

Depuis 4 mois, la malade sent ses forces diminuer, perd l'appétit et s'amaigrit. Bientôt apparaissent des troubles gastro-intestinaux, vomissements, diarrhée et des troubles respiratoires, de la toux et de la dyspnée. Le soir, apparaissent des frissons et de la fièvre. La malade continue à travailler sans se soigner.

Il y a 15 jours, apparut une légère céphalée et des troubles psychiques : la malade ne pouvait rester seule sans être prise d'une peur irrésistible.

Enfin, il y a 8 jours, la faiblesse, la fièvre obligèrent la malade à s'aliter.

Actuellement, la malade se plaint d'une légère céphalée, d'une grande faiblesse et de douleurs épigastriques. Elle répond parfaitement aux questions. Les téguments ont une légère teinte subictérique. La langue est sèche. L'abdomen est météorisé. Il y a de la diarrhée. Le foie est gros et déborde de deux travers de doigt le rebord costal ; il est douloureux. La rate est hypertrophiée.

A l'auscultation, on trouve des signes d'induration du sommet gauche avec signes de bronchite des deux côtés.

On constate un ptosis léger de la paupière droite. Un strabisme convergent de l'œil gauche ; de l'inégalité pupillaire, ébauche de signe de Kernig ; réflexes rotuliens inégaux, affaiblis à gauche. Urines normales.

La température est à 38°,9 ; le pouls à 146, régulier. La respiration est régulière, 24 respirations par minute.

On pratique une ponction lombaire ; on trouve des polynucléaires prédominants, mais avec nombreux lymphocytes et des bacilles de Koch sur les préparations.

Les jours suivants, pas de modifications.

9. — La malade est dans le coma, les pupilles insensibles, la respiration irrégulière. Incontinence d'urine. Abolition des réflexes. T., 46°,1 ; P., 160, irrégulier. Mort dans l'après-midi. L'autopsie n'a pu être faite.

EXAMEN DU LIQUIDE CÉPHALO-RACHIDIEN

5 juin. — Première ponction lombaire.

1° *Aspect macroscopique.* — 20 centimètres cubes de *liquide jaune*, très légèrement trouble, s'écoulant sans hypertension. Le liquide recueilli dans trois tubes présente uniformément une teinte jaune verdâtre. Formation d'un coagulum fibrineux. Après centrifugation le liquide reste jaune.

2° *Cytologie*. — Polynucléaires très nombreux prédominants, 76,6 p. 100 ; lymphocytes et gros mononucléaires, 23,4 p. 100.

Quelques globules rouges et quelques cellules endothéliales uninucléées.

3° *Cryoscopie*. — Liquide céphalo-rachidien. $\Delta = - 0,51$.

4° *Examen bactériologique. — Recherche microscopique du bacille* : Sur les préparations faites avec le culot de centrifugation, bacilles de Koch nombreux, en amas.

6. — *Deuxième ponction lombaire.*

1° *Aspect macroscopique*. — 10 centimètres cubes de liquide jaune limpide.

2° *Cytologie*. — Lymphocytes prédominants, 63,5 p. 100 ; gros mononucléaires, 8 p. 100 ; polynucléaires, 23,5 p. 100. Quelques globules rouges.

3° *Cryoscopie*. — *Liquide céphalo-rachidien*, $\Delta = - 0,50$; sérum sanguin, $\Delta = - 0,53$.

4° *Examen bactériologique. — Inoculation intrapéritonéale au cobaye* : Cobaye α : 1 centimètre cube de liquide ; cobaye β : un quart de centimètre cube de liquide.

Le cobaye α, sacrifié 3 semaines après, présentait des lésions de tuberculose généralisée. Le cobaye β, mort spontanément, le 3 juillet, était également tuberculisé.

8. — *Troisième ponction lombaire.*

1° *Aspect macroscopique*. — 25 centimètres cubes de liquide jaune, sans hypertension.

2° *Cytologie*. — Lymphocytes très nombreux, prédominants, 67 p. 100 ; polynucléaires, 33 p. 100.

Quelques globules rouges et quelques grosses cellules endothéliales uninucléées.

3° *Examen de la perméabilité*. — Imperméabilité à l'iodure de potassium (la malade prend KI = 5 grammes depuis 4 jours) : réaction négative par l'acide nitrique nitreux et le sulfure de carbone.

4° *Cryoscopie*. — Liquide céphalo-rachidien, $\Delta = - 0,55$.

La cryoscopie n'a été faite que 2 jours après la ponction lombaire.

OBS. 4. — *Méningite tuberculeuse chez un tuberculeux pulmonaire.*

P..., Henri, 29 ans, employé, entre à l'hôpital Cochin, le 21 mars 1903, salle Beau, lit n° 20, dans le service du docteur Widal.

Le malade entre avec des signes de tuberculose pulmonaire bilatérale, sans température.

22 *mars.* — La température monte le soir à 39°,3. Rien de particulier dans l'état du malade.

26. — Agitation. On fait une ponction lombaire : lymphocytose abondante.

27. — Délire accentué. Pas d'autre signe méningé.

28. — Délire intermittent. Raideur de la nuque. Signe de Kernig très net. Pas de troubles oculaires ni de troubles sphinctériens. Pas de vomissements. Pas de constipation.

29. — Pouls à 96, irrégulier, température normale. Ponction lombaire : lymphocytes et polynucléaires abondants. Bacilles de Koch sur les préparations.

30. — Le délire, le signe de Kernig persistent. Aucun signe nouveau. P., 122 ; T., 38°,4.

31. — T., 38°,4 ; P., 96.

1er *avril.* — Aucun signe nouveau. Le signe de Kernig est un peu moins net. Les réflexes rotuliens et achilléens sont abolis. Pas d'albumine dans les urines.

2. — Incontinence des urines et des matières fécales. Nystagmus. Inégalité pupillaire, la pupille gauche étant plus large. Carphologie.

T., 38°,2 ; P., 136, petit. Amaigrissement rapide.

Déviation conjuguée de la tête et des yeux.

4. — Le malade meurt dans le coma.

L'autopsie n'a pas été faite.

EXAMEN DU LIQUIDE CÉPHALO-RACHIDIEN

29 *mars* 1903. — *Première ponction lombaire :*

1° *Aspect macroscopique.* — Liquide légèrement trouble s'écoulant en jet, avec hypertension. On retire 10 centimètres cubes.

2° *Cytologie.* — Lymphocytes, 45 p. 100 ; grands mononucléaires, 3,3 ; polynucléaires, 51,7. Présence de globules rouges.

3° *Examen bactériologique.* — a) *Recherche microscopique du bacille :* sur les préparations faites avec le culot de centrifugation, on trouve de très nombreux bacilles de Koch.

b) *Inoculations intrapéritonéales.* — Cobaye α : 2 centimètres cubes de liquide ; cobaye β : 4 centimètres cubes de liquide.

Ces deux cobayes sacrifiés le 4 mai sont trouvés tuberculeux.

31. — *Deuxième ponction lombaire :*

1° *Aspect macroscopique.* — Liquide légèrement trouble.

2° *Cytologie.* — Lymphocytose abondante, presque exclusive.

3° *Examen bactériologique.* — *Recherche microscopique du bacille :* sur les préparations faites avec le culot de centrifugation, on trouve des bacilles de Koch.

Obs. 8. — Méningite tuberculeuse chez un tuberculeux
pulmonaire avancé.

B..., Léon, 35 ans, entre à l'hôpital Cochin, le 21 avril 1903, salle Lasègue, lit n° 5, dans le service du docteur Widal.

Le malade, à son entrée, présente un état de stupeur profonde, de prostration accentuée.

On n'a aucun renseignement sur lui.

L'auscultation révèle des signes de caverne au sommet du poumon droit et une infiltration du poumon gauche.

22 avril. — Même état de stupeur. Aucun signe oculaire. Dissociation du pouls et de la température. T., 38° ; P., 64.

Ponction lombaire : nombreux leucocytes.

23. — On note la même dissociation du pouls et de la température que la veille.

Cette nuit le malade a présenté de la carphologie et a eu du délire.

24. — Disparition de la dissociation du pouls et de la température. T., 38° ; P., 80.

Un peu de raideur généralisée des muscles. Douleur provoquée lorsqu'on fait asseoir le malade, mais pas de signe de Kernig. Constipation. Réflexes rotuliens abolis.

25. — La stupeur a augmenté. Le malade ne répond pas aux questions. Constipation opiniâtre. Incontinence d'urine. Ventre excavé en bateau.

T., 38° ; Pouls instable, variant entre 70 et 80.

27. — État comateux presque complet. La contracture musculaire et l'hyperesthésie sont accentuées. Aucun signe oculaire. T., 39°; P., 120.

29. — L'état comateux persiste. T., 39° ; P., 98.

30. — Le malade meurt dans le coma.

AUTOPSIE. — *A l'examen du cerveau*, on constate une traînée purulente infiltrant la pie-mère le long de la scissure de Sylvius gauche.

De même, traînée purulente sur la face inférieure du cervelet du même côté.

Poumon droit : au sommet deux cavernes.

Poumon gauche : infiltration tuberculeuse.

Cœur : végétations sur la valvule mitrale.

EXAMEN DU LIQUIDE CÉPHALO-RACHIDIEN

22 avril 1903. — Première ponction lombaire :

1° *Aspect macroscopique.* — Liquide un peu trouble.

2° *Cytologie.* — Très nombreux leucocytes : polynucléaires 77 p. 100 ; lymphocytes, 23 p. 100.

23. — *Deuxième ponction lombaire :*

1° *Aspect macroscopique.* — Liquide un peu trouble.

2° *Cytologie.* — Lymphocytose prédominante. Lymphocytes, 60 p. 100 ; polynucléaires, 40 p. 100.

3° *Examen bactériologique.* — a) *Recherche microscopique du bacille*: sur les préparations faites avec le culot de centrifugation, pas de bacilles.

b) *Inoculations intrapéritonéales.* — Cobaye α, 3 centimètres cubes et demi de liquide ; cobaye β, 5 centimètres cubes.

Ces deux cobayes, sacrifiés un mois après, sont trouvés tuberculeux.

Ons. 6. — *Méningite tuberculeuse à évolution prolongée.*

B..., Adeline, 27 ans, journalière, entre à l'hôpital Cochin, le 4 avril 1903, à la baraque 6, lit n° 16, dans le service du docteur Widal.

Ses parents vivent encore et sont bien portants.

Jusqu'au mois d'octobre 1902, la malade n'aurait eu aucune maladie sérieuse. Pas d'antécédents nerveux. Malgré les négations de la malade, on est en droit de soupçonner un certain degré d'éthylisme chronique professionnel : elle travaille aux Halles ; elle a des pituites le matin ; un médecin l'a mise au lait pendant 5 mois ; elle aurait eu une jaunisse il y a 2 mois.

Elle attribue sa maladie à une frayeur qu'elle a eue il y a 6 mois. Elle était dans une voiture et se rendait aux Halles, où elle travaillait ; le cheval s'emporta ; on put l'arrêter sans qu'il y ait eu aucun accident. Cependant, sitôt descendue de voiture, la malade perdit connaissance. On l'a transportée chez un pharmacien. Quand elle revint à elle, elle ne pouvait plus parler. Cette aphasie persista une huitaine de jours. Puis la parole redevint possible, mais resta embarrassée.

Depuis ce temps, elle perdit connaissance plusieurs fois (8 ou 10 fois) ; chaque fois, elle poussait un cri, tombait sans connaissance, mais ne se mordait pas la langue, ne perdait pas ses urines.

Depuis ce temps également, elle éprouva des maux de tête. Elle souffrit d'insomnies. Elle faisait d'ailleurs un travail très pénible ; travaillant toute la seconde moitié de la nuit, elle était obligée de se coucher dans la journée pour prendre un peu de repos.

Elle fit un premier séjour à l'hôpital, dans le service du docteur Chauffard, à Cochin, au pavillon Potain, salle Delpeuch, où elle resta 3 mois et demi, à partir du mois d'octobre 1902. Sa température était normale. Elle avait des pertes de connaissance et la parole embarrassée. On constata, pendant son séjour, de la glycosurie et un foie un peu gros. On pensait à des phénomènes hystériques chez une éthylique. On lui donna du bromure et des bains. Puis on la renvoya chez elle.

Huit jours après, le 7 janvier 1903, elle rentra à l'hôpital Cochin, à la baraque 6, au lit n° 16 *bis*, dans le service du docteur Widal; elle fit alors un second séjour d'environ 3 semaines. Elle en sortit le 5 février 1903.

A son entrée, elle se plaignait d'étourdissements. Elle ne pouvait se tenir sur ses jambes.

Depuis 3 mois, elle s'était amaigrie progressivement. Elle avait perdu l'appétit.

On constatait chez elle un affaiblissement intellectuel ; elle versait des larmes dès qu'on lui parlait.

La mémoire était assez bonne; elle ne se trompait pas sur les dates et se rappelait la durée de ses séjours à l'hôpital. Elle disait parfaitement son âge, son adresse, la date de sa naissance, etc.

La parole était saccadée. La langue paraissait très légèrement déviée à gauche, mais ne présentait aucune apparence de tremblement fibrillaire. Les pupilles réagissaient paresseusement ; leur contour paraissait irrégulier.

On constatait un tremblement des mains et des muscles de la face.

La démarche était normale.

Les réflexes rotuliens plutôt exagérés.

La température était normale.

La ponction lombaire ayant révélé une lymphocytose notable, on pensait à une paralysie générale progressive à forme un peu anormale.

Deux mois après, la malade rentre à l'hôpital Cochin, pour la troisième fois, le 4 avril 1903, dans le service du docteur Widal, à la baraque 6, lit n° 16.

Elle présente alors des phénomènes d'excitation intense. Quelques heures après, elle tombe dans le coma. La température est à 38°,2 à son entrée ; elle monte le lendemain à 38°,9, puis à 39°,5.

Elle présente alors une paralysie des sphincters, de l'abolition des réflexes rotuliens, une résolution musculaire complète, sans aucune raideur des muscles de la nuque.

Le docteur Dufour constate un léger signe de Kernig, de la bronchite des deux sommets, plus marquée au sommet droit; il pense à une méningite tuberculeuse à évolution prolongée.

La ponction lombaire faite le 6 avril montre de la lymphocytose.

La malade meurt le 7 avril dans le coma.

On ne peut faire l'autopsie.

EXAMEN DU LIQUIDE CÉPHALO RACHIDIEN

7 janvier. — *Ponction lombaire :*

Cytologie. — Lymphocytose assez abondante.

6 avril 1903. — *Deuxième ponction lombaire.*

1° *Aspect macroscopique.* — Liquide céphalo-rachidien jaune. Formation d'un coagulum fibrineux assez volumineux.

2° *Cytologie.* — Lymphocytose très abondante. Rares polynucléaires. Quelques globules rouges.

3° *Examen bactériologique.* — a) *Recherche microscopique du bacille*: sur les préparations faites avec le culot de centrifugation, pas de bacilles.

b) *Inoculations intrapéritonéales* : A 2 cobayes, 2 centimètres cubes de liquide *centrifugé.* Ces deux cobayes sacrifiés le 3 mai présentent des lésions de tuberculose généralisée.

7. — *Inoculations intrapéritonéales.* — Cobaye α : 2 centimètres cubes de liquide non centrifugé; cobaye β : 3 centimètres cubes de liquide non centrifugé. Sacrifiés le 3 mai, ils sont trouvés tuberculeux.

Obs. 7. — *Méningite tuberculeuse à début brusque par du délire et de l'aphasie motrice.*

B..., Joséphine, 22 ans, domestique, entre à l'hôpital Cochin le 19 avril 1903, à la baraque 0, lit n° 8, dans le service du docteur Widal.

Père et mère bien portants, 5 frères et sœurs bien portants. La malade est à Paris depuis 2 ans ; elle n'a jusqu'alors jamais eu aucun malaise.

Elle aurait été prise brusquement en travaillant chez ses maîtres ; elle aurait jeté la vaisselle par terre et lancé une casserole à la tête de son patron.

On l'apporte à l'hôpital dans un état de prostration et aphasique.

On constate que le facies est un peu vultueux, hébété. La malade prononce à peine quelques syllabes, dépourvues de sens : elle paraît atteinte d'aphasie motrice et sensorielle, surdité et cécité verbales.

Pas de troubles oculaires. Le signe de Kernig existe, mais peu marqué et surtout caractérisé par la douleur de l'extension des jambes.

Hyperesthésie généralisée et vive.

Respiration irrégulière avec des pauses de 7 à 8 secondes suivies de 2 ou 3 respirations rapides. L'expiration est un peu prolongée et gémissante.

Constipation. Ventre souple. Raie vaso-motrice peu marquée.

Pas de vomissements ; langue un peu sale. La rate est légèrement hypertrophiée.

L'auscultation pulmonaire ne révèle rien d'anormal. Aucun stigmate de tuberculose. Embonpoint considérable ; les cuisses sont très volumineuses.

L'auscultation cardiaque montre un état normal.

Les urines sont colorées, contiennent de l'albumine.

La température est à 38°,9 ; le pouls à 72.

Le soir, même état de stupeur. T., 39°,4 ; P., irrégulier, instable, de 72 à 78 ou 88.

Un peu de raideur de la nuque. Les mouvements de la tête sont douloureux. La ponction lombaire montre une lymphocytose abondante.

21. — Le signe de Kernig est plus net. Abolition des réflexes rotuliens. T., 39° ; P., 75.

Les pupilles sont très dilatées.

Disparition de l'aphasie : les mots prononcés sont distincts, bien articulés ; mais il reste un certain degré de paraphasie : la malade ne retrouve pas tous les mots et fait des gestes d'impuissance. Elle paraît comprendre mais ne peut lire.

D'après les renseignements qu'elle donne, elle se sentait fatiguée depuis 3 semaines et aurait eu quelques vomissements et un peu de céphalalgie frontale.

22. — La malade se sent mieux. Elle répond très bien à toutes les questions. Elle dit que pendant la durée de son aphasie elle entendait bien ce qu'on lui disait, mais ne pouvait parler. Elle lit très bien sans hésitation.

Raideur de la nuque. Pouls variable de 82 à 102 ; T., 39°,1.

Crises de dyspnée. Un peu de céphalalgie. Albumine dans les urines. Constipation.

On fait le séro-diagnostic, qui est négatif. On cherche la diazo-réaction d'Ehrlich, qui reste négative.

23 — La malade s'amaigrit. Elle a le teint terreux.

Hyperesthésie cutanée intense. Délire.

Au sommet du poumon droit, on constate de la submatité en avant, une respiration diminuée.

T., 39°,2 ; P., 130 à 140.

24. — Amaigrissement. Langue sèche, rôtie. Dents fuligineuses. Délire.

Raideur de la nuque. Hyperesthésie généralisée. Une selle ce matin.

T., 38°,8 ; P., 132. Donc un peu de dissociation du pouls et de la température.

25. — Délire. Signe de Kernig. Le ventre est ballonné ; constipation. Tremblement de la langue, des lèvres.

T., 38°,8 ; P., 135.

26. — Délire. Tremblements sur tout le corps. Parole saccadée. Douleurs abdominales. Langue rôtie. Respiration irrégulière ; expiration gémissante. 5 grammes d'albumine dans les urines. On obtient une selle avec lavements.

T., 38°,5 ; P., 150. La dissociation du pouls et de la température s'est accentuée.

Hier soir la température était de 39°.

27. — État de prostration marqué.

Raideur de la nuque ; signe de Kernig. Céphalalgie violente.

Pas de troubles oculaires apparents ; la vue est trouble, au dire de la malade.

T., 38°,2. Hier soir, 39°. Le pouls est à 132.

Petite éruption zostériforme prurigineuse constituée par un groupe de vésicules situé au niveau de l'insertion supérieure du sterno-cléido-mastoïdien.

28. — La prostration s'est accentuée, ainsi que la contracture des muscles de la nuque et du dos et que le signe de Kernig. Les globes oculaires se meuvent très lentement. Un peu de nystagmus dissocié ; les pupilles sont dilatées. Un peu de strabisme intermittent.

T., 38°,5. Hier soir, 39° ; P., 104.

29. — Strabisme convergent léger. Dyspnée : respiration un peu haletante. Sueurs très abondantes. Teint terreux. Amaigrissement. Incontinence des urines et des matières. Ventre ballonné. Délire. Urines albumineuses : 3 gr. 50 d'albumine par litre. T., 38°,5. Hier soir, 30° ; P., 148.

30. — Mort dans un état subcomateux. On ne peut pratiquer l'autopsie.

EXAMEN DU LIQUIDE CÉPHALO-RACHIDIEN

20 *avril*. — *Ponction lombaire.*

1° *Aspect macroscopique.* — Liquide un peu trouble.

2° *Cytologie.* — Lymphocytes abondants et prédominants. Quelques polynucléaires.

3° *Examen bactériologique.* — *Recherche microscopique du bacille* : sur les préparations faites avec le culot de centrifugation, pas de bacilles de Koch.

23. — *Deuxième ponction lombaire.*

1° *Aspect macroscopique.* — Liquide un peu trouble s'écoulant avec hypertension

2° *Cytologie*. — Très nombreux lymphocytes. Quelques polynucléaires.

3° *Examen bactériologique*. — *Inoculations intrapéritonéales* : cobaye α : 3 centimètres cubes ; cobaye β, 4 centimètres cubes.

Ces deux cobayes, sacrifiés un mois après, sont trouvés tuberculeux.

Obs. 8. — *Méningite tuberculeuse*.

G..., âgée de 18 ans, entre le 23 janvier 1902 à l'hôpital Cochin, dans le service de M. Widal. Décédée le 5 février 1902.

Symptômes cliniques. — A son entrée la malade présente le signe de Kernig et inégalité pupillaire. Le 25 janvier, céphalée, raideur de la nuque, vomissements. La céphalée disparaît après une ponction lombaire, mais revient dans la nuit.

28 janvier. — Photophobie, strabisme, diplobie. Lucidité d'esprit complète, vertige fréquent. Intégrité de l'intelligence jusqu'à la veille du décès.

Autopsie. — Un ou deux tubercules au niveau de la troisième frontale gauche.

EXAMEN DU LIQUIDE CÉPHALO-RACHIDIEN

24 janvier. — *Ponction lombaire*.

Dix centimètres cubes de liquide clair en hypertension. Amélioration immédiate de la céphalalgie, qui dure plusieurs heures.

Cyto-diagnostic. — Lymphocytes abondants et quelques polynucléaires.

25. — *Deuxième ponction lombaire*.

Vingt centimètres cubes de liquide clair. Amélioration consécutive de la céphalalgie pendant quelques heures.

Cyto-diagnostic. — Lymphocytose abondante, quelques polynucléaires.

Cryoscopie. $\Delta = -0.50$.

Inoculation. — 1 cobaye de 650 grammes reçoit 12 centimètres cubes.

Sacrifié le 24 février 1902, le cobaye a présenté les lésions suivantes : une grosse rate avec granulations tuberculeuses et des granulations tuberculeuses au mésentère.

20. — *Troisième ponction lombaire.*

Quatre centimètres cubes ; le liquide s'écoule très lentement, il est clair.

Même formule cytologique, pas de bacilles de Koch.

3 *février.* — *Quatrième ponction lombaire.*

Vingt centimètres cubes de liquide en jet, liquide clair ; dans le liquide flotte un coagulum au bout de quelques instants.

Cyto-diagnostic. — Lymphocytose, pas de bacilles de Koch.

Cryoscopie. $\Delta = -0,50$.

Cryoscopie du sérum pris le même jour, $\Delta = -0,52$

Obs. 9. — *Méningite tuberculeuse et tuberculose généralisée.*

M..., âgé de 18 ans, entre le 29 avril 1902 à l'hôpital Cochin, dans le service de M. Widal.

Décédé le 9 mai 1902.

Symptômes cliniques. — Pas d'antécédents tuberculeux. Céphalalgie depuis 8 jours, nausées et vomissements, photophobie, raideur de la nuque, signe de Kernig, pas de troubles pupillaires. Dissociation du pouls et de la température. Le 6 mai, paralysie faciale totale, subdélire. Le 9 mai, strabisme, inégalité pupillaire, délire, dyspnée. Mort le 9 mai 1902.

AUTOPSIE. — Toute la base du cerveau est œdémateuse. Les nerfs olfactifs, tout le chiasma des nerfs optiques, sont pris et enserrés par un exsudat fibrineux, véritable gangue qui enserre les nerfs à leur origine et les étrangle.

On arrive très difficilement à disséquer les méninges au niveau de la base ; elle présente des adhérences de tous les côtés. Toutes les méninges sont congestionnées et enflammées.

EXAMEN DU LIQUIDE CÉPHALO-RACHIDIEN

29 *avril.* — *Ponction lombaire.*

Dix centimètres cubes de liquide clair en hypertension.

Cyto-diagnostic. — Lymphocytes nombreux, quelques polynucléaires. Mononucléaires, 86 p. 100 ; polynucléaires, 14 p. 100.

Inoculation. — A un cobaye de 560 gr., 12 centimètres cubes. Trouvé mort le 10 mai, il a présenté de petites granulations du mésentère et des ganglions de l'aine.

2 mai. — Deuxième ponction lombaire.

7 à 8 centimètres cubes de liquide clair en hypertension.

Cyto-diagnostic. — Lymphocytes en majorité, nombreux polynucléaires. Mononucléaires, 78 p. 100 ; polynucléaires, 22 p. 100.

Inoculation. — Le 2 mai, un second cobaye de 520 grammes reçoit un centimètre cube. Trouvé mort le 20 mai, il présente de la tuberculose de l'épiploon et une énorme rate.

Le même jour, un troisième cobaye de 620 grammes reçoit 2 centimètres cubes. Trouvé mort le 24 mai 1902, il a présenté des ésions de tuberculose généralisée.

OBS. 10. — *Méningite tuberculeuse chez un tuberculeux.*

R..., âgé de 42 ans, entre le 13 février 1902 à l'hôpital Cochin, salle Lasègue, dans le service de M. Widal. Décédé le 21 février.

Symptômes cliniques. — Céphalalgie frontale et délire nocturne; le 19 février, inégalité pupillaire, la pupille droite ne réagit pas à la lumière, photophobie. Ventre en bateau, constipation, signe de Kernig, ramollissement du sommet gauche.

L'obnubilation devient complète; contracture des muscles de la nuque.

Le malade entre dans le coma et meurt.

AUTOPSIE. — A la convexité du cerveau et surtout vers les régions frontales, il y a œdème très marqué et des granulations tuberculeuses.

Les deux poumons présentent, à la coupe, quelques petites cavernes, et, dans toute la hauteur du parenchyme, un semis confluent de granulations.

EXAMEN DU LIQUIDE CÉPHALO-RACHIDIEN

10 février. — *Première ponction lombaire*, liquide clair sans hypertension.

Cyto-diagnostic. — Polynucléaires nombreux, 66 p. 100 ; lymphocytes, 34 p. 100.

Quelques bacilles de Koch sur la préparation.

20. — *Deuxième ponction lombaire* de 25 centimètres cubes, liquide en hypertension un peu louche, formation d'un coagulum purulent.

Cyto-diagnostic. — Lymphocytes et polynucléaires en parties égales.

Cryoscopie. — $\Delta = -0,50$.

Inoculation. — 1 cobaye de 480 grammes reçoit 10 centimètres cubes. Mort le 12 mars 1902, a présenté des lésions de tuberculose généralisée.

21. — *Troisième ponction lombaire*, liquide un peu louche sans hypertension.

Cyto-diagnostic. — Lymphocytes plus nombreux et polynucléaires.

Obs. 11. — *Guérison apparente d'une méningite au début d'une granulie.*

N..., Ch., 40 ans, mécanicien, entre à l'hôpital Lariboisière, le 27 janvier 1903, salle Barth, lit n° 12, dans le service du docteur Gaillard.

On constate chez lui du délire avec agitation et de la carphologie. On ne peut en tirer aucun renseignement. D'après sa famille, on sait qu'il a eu il y a 2 mois une pleurésie droite. Il n'avait pas d'habitudes d'alcoolisme.

Le malade, examiné le 28 janvier, répond très mal aux questions qu'on lui pose. Il accuse cependant des douleurs de tête fréquentes qu'il aurait eu vers l'âge de 20 ans.

Actuellement, il est couché en chien de fusil, les yeux hagards, les conjonctives un peu injectées. Pas de troubles de la vue, ni d'inégalité pupillaire. L'accommodation à la lumière est conservée.

La palpation du crâne est douloureuse surtout dans la région frontale. Ailleurs, on ne trouve aucun trouble de la sensibilité ; pas de zones d'anesthésie, ni d'hyperesthésie.

Les réflexes rotuliens sont normaux.

On constate une raie méningitique très nette. Le ventre est plat et dur.

Raideur extrême des muscles de la nuque.

Contracture de membres inférieurs et supérieurs.

Respiration normale.

Le pouls est à 120, régulier.

Le foie est normal. L'auscultation ne révèle rien d'anormal ni aux poumons ni au cœur.

Dans les urines, il n'y a ni sucre ni albumine.

Traitement : on ordonne 2 centimètres cubes de benzoate de mercure par jour, en injection sous-cutanée.

29 janvier. — Même état.

La raideur de la nuque est encore plus prononcée.

Si on essaie d'asseoir le malade, on constate très nettement le signe de Kernig.

Raie méningitique nette.

L'agitation et le délire continuent.

Incontinence des matières et des urines.

30. — Même état.

33. — Légère amélioration. Le malade répond mieux aux questions. Il reprend connaissance et a reconnu sa famille.

Les autres signes persistent.

1er *février.* — L'amélioration continue.

Les mêmes signes persistent ; mais la paralysie des sphincters a cessé : il n'y a plus d'incontinence des urines ni des matières.

On continue les injections de benzoate de mercure, et on ajoute 3 grammes d'iodure de potassium par jour.

2. — L'amélioration continue : le malade réclame à manger. Il parle bien, reconnaît les gens qui l'entourent, ne se plaint que

d'une sensation de faiblesse générale et d'une douleur de la région fessière due à une réaction inflammatoire au niveau d'une piqûre mercurielle.

La contracture des membres supérieurs disparaît.

Le signe de Kernig persiste; de même la raideur de la nuque.

Le pouls est régulier à 108.

3. — La contracture des muscles de la nuque diminue un peu.

6. — Température plus élevée, à 40° ; pouls à 100.

La ponction lombaire révèle une lymphocytose manifeste avec hypotonie du liquide céphalo-rachidien.

Les jours suivants, l'amélioration semble continuer, mais la température s'élève progressivement vers 40°.

10. — On supprime les piqûres mercurielles et l'iodure de potassium.

11. — La température se maintient à 40°. On ne trouve pas de signe net de dothiénentérie. Il n'y a pas de diarrhée ni de stupeur.

Peut-être existe-t-il quelques taches rosées sur l'abdomen.

On s'aperçoit que le malade a une fistule à la marge de l'anus, qui persiste depuis 2 mois.

16. — Malgré sa température, qui oscille entre 39° et 40°, le malade ne présentait ces jours derniers aucun signe nouveau.

Aujourd'hui, il se plaint d'un point de côté du côté gauche. Il ne tousse pas et ne crache pas.

A l'auscultation, on trouve au sommet gauche, en avant, une respiration un peu soufflante et plus bas, vers le mamelon, quelques râles sous-crépitants fins pendant l'inspiration.

17. — Les râles fins sont plus nombreux et s'entendent maintenant jusqu'au sommet. Les jours suivants l'état général s'aggrave: la dépression s'accentue ; l'appétit disparaît.

20. — Dans toute la hauteur du poumon gauche, on entend une pluie de râles fins surtout pendant l'inspiration.

Le malade ne tousse pas et n'expectore pas.

Apparition d'une escarre à la fessé au niveau de la piqûre mercurielle qui s'était enflammée.

22. — Apparition d'œdème au niveau du membre inférieur gauche.

Les jours suivants, l'état général s'aggrave rapidement. La phlegmatia du membre inférieur gauche se caractérise. Tout le poumon gauche est infiltré et à la base on entend une respiration soufflante. Le pouls est petit, précipité. La langue devient sèche, la dépression extrême et le malade meurt le 2 mars.

AUTOPSIE. — Poumon gauche farci de granulations grises dans toute la hauteur et dans toute la profondeur.

Poumon droit infiltré de granulations grises confluentes. Symphyse pleurale de ce côté.

Le cœur ne présente rien de particulier.

Rate grosse.

Foie gros et gras, présentant les caractères du foie infectieux. Reins congestionnés.

Intestins : petites ulcérations probablement tuberculeuses au niveau de la dernière portion de l'intestin grêle. Sur le cœcum, on voit deux taches ecchymotiques et des ulcérations transversales avec granulations jaunâtres.

Les méninges sont très épaissies, adhérentes surtout au niveau de la surface convexe du cerveau. On ne constate cependant pas de granulations nettes.

EXAMEN DU LIQUIDE CÉPHALO-RACHIDIEN

6 février. — *Ponction lombaire :*

1° Aspect macroscopique. — On retire 10 centimètres cubes de liquide clair sans hypertension.

Après repos, ce liquide ne contient pas de dépôt fibrineux.

2° Examen cytologique. — Lymphocytose manifeste. Pas de polynucléaires.

3° Cryoscopie. — $\Delta = -0,48$; cryoscopie du sérum sanguin : $\Delta = -0,50$.

4° Étude de la perméabilité. — Imperméabilité à l'iodure ; depuis plusieurs jours le malade prenait 3 grammes de KI par jour ; réaction négative dans le liquide céphalo-rachidien par l'acide nitrique nitreux et le sulfure de carbone.

5° *Examen bactériologique.* — *a) Recherche microscopique du bacille* : pas de bacilles de Koch sur les préparations faites après centrifugation ;

b) Inoculation de 2 centimètres cubes de liquide céphalo-rachidien dans le péritoine d'un cobaye ; sacrifié un mois après, le cobaye présente des lésions de tuberculose généralisée.

6. — *Examen du sang.*

Sang frais, pas de réticulum fibrineux.

Numération des globules : globules blancs, 10.370 ; globules rouges, 4.860.000.

Examen du sang sec. — Proportion normale des différentes variétés de leucocytes.

10. — *Nouvelle ponction lombaire* :

1° *Aspect macroscopique.* — Liquide céphalo-rachidien clair, sans hypertension ; on en retire environ 10 centimètres cubes.

Pas de formation de dépôt fibrineux.

2° *Examen cytologique.* — La lymphocytose, encore nette, a cependant notablement diminué. Quelques polynucléaires.

3° *Cryoscopie.* — $\Delta = - 50$.

4° *Examen bactériologique.* — Pas de bacilles de Koch sur les lames faites avec le culot de centrifugation.

Obs. 12. — Méningite tuberculeuse chez un tuberculeux
pulmonaire.

L.... A., 23 ans, cocher, entre à l'hôpital Lariboisière, le 21 février 1903, salle Lasègue, lit n° 3, dans le service du docteur Brault.

Cet homme tousse depuis plusieurs années. Il a des habitudes alcooliques. Depuis quelques semaines, il est atteint d'un écoulement de l'oreille gauche.

Depuis le 18 février, il présente de l'agitation, du délire nocturne, des vomissements.

Le 21 février, à son entrée à l'hôpital, on se trouve en présence d'un malade subdélirant, se plaignant d'un mal de tête violent. Il parle, mais répond mal et d'un ton irrité aux questions.

Il est atteint de constipation depuis quelques jours. On constate des vomissements verdâtres.

Le soir même il tombe dans le coma. Cet état comateux persiste les jours suivants. La température oscille entre 38° et 39°. Le pouls est rapide à 100, 120, régulier.

L'écoulement de l'oreille gauche persiste : c'est un écoulement purulent jaune verdâtre assez abondant.

26 février. — Le coma persiste. Le malade est couché en chien de fusil.

La constipation est opiniâtre, malgré les lavements. Le ventre est contracturé.

Les vomissements ont cessé.

Hyperesthésie cutanée généralisée. Photophobie. Douleur à la pression des globes oculaires. Mydriase sans inégalité. Les pupilles réagissent mal à la lumière. Pas de strabisme.

Soubresauts des tendons. Agitations. Raideur de la nuque. Signe de Kernig ébauché.

Réflexes rotuliens exagérés. Le pouls est à 80, irrégulier et inégal. La température est à 39°,2. La respiration est ralentie et irrégulière.

A l'auscultation du sommet droit, on entend des craquements humides.

La ponction lombaire révèle une lymphocytose abondante avec hypotonie du liquide céphalo-rachidien et présence de bacilles de Koch.

27. — Inégalité pupillaire ; pupille gauche plus dilatée.

28. — Le malade meurt dans le coma.

Autopsie. — Méningite basilaire surtout. Granulations sur la pie-mère, surtout au niveau de l'émergence de la scissure de Sylvius.

Tuberculose pulmonaire double ; du haut en bas, les poumons sont farcis de granulations tuberculeuses.

EXAMEN DU LIQUIDE CÉPHALO-RACHIDIEN

26 février. — *Ponction lombaire.*

1° *Aspect macroscopique.* — Liquide clair, s'écoulant en jet avec hypertension ; léger reflet jaune. Après le repos, formation d'un coagulum fibrineux.

2° *Cytologie.* — Lymphocytose abondante et prédominante. Quelques polynucléaires (4 p. 100). Quelques cellules endothéliales uninucléées.

3° *Cryoscopie.* — Liquide céphalo-rachidien, $\Delta = - 0,48$; sérum sanguin, $\Delta = - 0,52$.

4° *Étude de la perméabilité.* — Imperméabilité à KI (réaction par l'acide nitrique nitreux et le sulfure de carbone) ; le malade prenait 4 grammes de KI depuis 4 jours.

5° *Examen bactériologique.*

a) Recherche microscopique du bacille. — Bacilles de Koch sur les préparations faites avec le culot de centrifugation.

b) Inoculation de 2 centimètres cubes de liquide dans le péritoine d'un cobaye.

Sacrifié un mois après, ce cobaye était tuberculeux.

OBS. 13. — Méningite tuberculeuse avec association
de diplocoques.

P..., François, 57 ans, entre à l'hôpital Lariboisière, le 27 février 1903, salle Barth, lit n° 8, dans le service du docteur Gaillard.

On l'amène dans un état subcomateux ; il délire et prononce des mots inintelligibles. Tout interrogatoire est impossible. On n'a aucun renseignements sur sa maladie.

On constate de l'inégalité pupillaire, de la contracture des muscles, surtout au niveau du bras droit. On l'ausculte rapidement ; on ne trouve aucun signe net. La température est à 33°,5. Le pouls est dur, irrégulier.

Le lendemain on trouve le malade dans un coma profond avec

respiration irrégulière et stertoreuse. Il meurt dans la journée du 28 février.

AUTOPSIE. — On trouve un cerveau congestionné, la pie-mère œdématiée, infiltrée de sérosité, épaissie en certains endroits. Quelques granulations sont disséminées sur la face convexe de l'encéphale. A la coupe du cerveau on constate que les ventricules sont distendus par une grande quantité de liquide un peu louche.

Lésions anciennes de tuberculose dans les poumons.

EXAMEN DU LIQUIDE CÉPHALO-RACHIDIEN

Ponction lombaire.

1° *Aspect macroscopique.* — On recueille un liquide louche, sans hypertension, laissant déposer, après le repos, au fond du tube, une pellicule blanchâtre.

2° *Cytologie après centrifugation.* — Lymphocytose abondante. Une assez grande quantité de gros leucocytes mononucléaires et de cellules endothéliales uninucléées (20 p. 100). Quelques polynucléaires (3 p. 100).

3° *Cryoscopie du liquide céphalo-rachidien*, $\Delta = -0,52$.

(Le point de congélation du sérum sanguin n'a pu être recherché.)

4° *Examen bactériologique.*

a) *Recherche microscopique du bacille.* — Bacilles de Koch sur les préparations faites après centrifugation.

Nombreux diplocoques ne prenant pas le Gram, quelques-uns intracellulaires.

b) *Cultures sur bouillon et sur gélose.* — On retrouve ces diplocoques, qui sur la gélose ont donné des colonies rappelant celles du méningocoque.

c) *Inoculation* de 2 centimètres cubes de liquide dans le péritoine d'un cobaye. Sacrifié un mois après, ce cobaye présente des lésions de tuberculose généralisée.

L'inoculation du liquide sous la peau d'une souris blanche n'a pas provoqué la mort.

Obs. 14. — *Méningite tuberculeuse chez un tuberculeux pulmonaire.*

D..., 32 ans, entre à l'hôpital Cochin le 14 mars 1901, salle Trousseau, lit n° 22, dans le service du docteur Parmentier.

Ce malade entre dans un état somnolent interrompu par des plaintes de temps à autre. Il souffre violemment de la tête, dont les mouvements sont douloureux. Un peu de raideur de la nuque. Le malade semble fuir la lumière. La pression des globes oculaires est douloureuse. Pas d'inégalité pupillaire. Pas de signe de Kernig.

On n'a aucun renseignement sur ce malade.

On ne peut guère reconstituer son histoire, car il répond très mal.

La température est à 39°,2; le pouls à 120.

À l'auscultation on trouve, au sommet droit de la submatité, un souffle doux expiratoire et, après la toux, des râles sous-crépitants.

On pense à une méningite aiguë avec foyer de congestion pulmonaire.

On ordonne : ventouses scarifiées sur la poitrine à droite. Glace sur la tête. Bains tièdes. Lavement purgatif.

L'examen du sang, pratiqué dans la journée, permet d'exclure le diagnostic de méningite pneumococcique.

15 *mars*. — Même état. Attitude en chien de fusil. La raideur de la nuque persiste. Le malade a eu une selle. Pas de vomissements. La ponction lombaire révèle une lymphocytose exclusive.

Les jours suivants, l'état du malade reste le même. La nuit, agitation avec délire.

La température oscille entre 38°,5 et 39°,5. Le pouls, entre 100 et 120, présente de temps à autre des irrégularités. Le ventre est plat, douloureux à la pression. Tendance à la constipation.

On prescrit KI à 4 grammes par jour.

18. — La raideur de la nuque persiste. Pas de signe de Kernig. Hier soir, vomissements verdâtres.

Le foyer de congestion pulmonaire persiste au sommet droit.

19. — Un peu d'inégalité pupillaire : la pupille droite est plus dilatée et ne réagit plus à la lumière.

Hyperesthésie cutanée. État subcomateux.

20. — Le coma s'est accentué : paralysie vésicale. Le malade urine dans son lit par regorgement.

Mydriase paralytique : les pupilles ne réagissent plus à la lumière.

21. — Le malade meurt dans le coma.

Autopsie. — Granulations tuberculeuses sur la pie-mère cérébrale au niveau de la convexité, le long des vaisseaux, surtout au niveau des lobes frontaux et de la scissure de Sylvius.

A la base, granulations nombreuses au niveau du chiasma.

Aucune granulation apparente sur la pie-mère rachidienne.

Poumons. — Des deux côtés, mais surtout à droite, infiltration de granulations grises. Lésions anciennes caséifiées au niveau du sommet droit.

Pas de granulations dans la cavité péritonéale.

La rate n'est pas grosse.

EXAMEN DU LIQUIDE CÉPHALO-RACHIDIEN

15. — *Ponction lombaire.*

1° *Aspect macroscopique.* — On recueille 10 centimètres cubes de liquide clair s'écoulant sans hypertension.

2° *Cytologie.* — Lymphocytose exclusive.

3° *Examen bactériologique.* — *Recherche microscopique du bacille :* pas de bacilles de Koch, ni aucun microbe sur les préparations faites avec le culot de centrifugation.

19. — *Deuxième ponction lombaire.*

1° *Aspect macroscopique.* — 10 centimètres cubes de liquide trouble sans hypertension.

2° *Cytologie.* — Lymphocytose presque exclusive. Rares polynucléaires.

3° *Examen de la perméabilité.* — Imperméabilité à KI (réaction

par l'acide nitrique et l'amidon) : le malade prenait 4 grammes
d'iodure depuis plusieurs jours.

*4° Examen bactériologique. — Recherche microscopique du ba-
cille :* pas de bacilles de Koch sur les préparations.

14. — Examen du sang.

Sang frais : Léger réticulum fibrineux ; globules rouges,
5.203.000 ; globules blancs, 13.070.

Sang sec : polynucléaires, 52 p. 100 ; mononucléaires, 48 p. 100.

OBS. 15. — *Méningite tuberculeuse au cours d'une tuberculose
pulmonaire.*

F..., 26 ans, entre à l'hôpital Cochin le 22 janvier, salle Woillez,
n° 26, dans le service du docteur Widal.

Cette malade est amenée dans un état délirant ; elle ne peut
répondre aux questions qu'on lui pose. On constate chez elle de la
raideur de la nuque, de l'hyperesthésie cutanée, de l'inégalité
pupillaire. A l'auscultation, signes de tuberculose pulmonaire bilatérale.

23. — On pratique une ponction lombaire qui révèle une lymphocytose abondante et des bacilles de Koch dans le liquide
céphalo-rachidien.

Les jours suivants, la malade entre dans le coma. La respiration
et le pouls deviennent irréguliers, et la malade meurt le 28 janvier.

A l'autopsie, on trouve les méninges cérébrales congestionnées
et infiltrées, parsemées de granulations.

Tubercules dans les deux poumons.

EXAMEN DU LIQUIDE CÉPHALO-RACHIDIEN

23 *janvier* 1903. — *Ponction lombaire.*

1° Aspect macroscopique. — Liquide légèrement louche. Formation d'un léger coagulum fibrineux.

2° *Cytologie.* — Lymphocytose abondante, prédominante (71 p. 100). Polynucléaires nombreux (26 p. 100).

3° *Examen bactériologique.* — *a) Recherche microscopique du bacille.*

α) Sur le préparations faites avec le culot de centrifugation, on trouve des bacilles de Koch.

β) Sur les préparations faites avec le coagulum traité par la méthode de Jousset, on trouve des bacilles mais en moins grand nombre.

b) Inoculation. — A un cobaye on inocule dans le péritoine 2 centimètres cubes de liquide non contrifugé. Sacrifié un mois après, il est trouvé tuberculeux.

A un autre cobaye on injecte dans le péritoine 1 centimètre cube de liquide non centrifugé. Sacrifié 1 mois après, il révèle des lésions de tuberculose généralisée.

A un autre cobaye, on injecte dans le péritoine 2 centimètres cubes de liquide *centrifugé.* Ce cobaye meurt le 27 février. On constate chez lui des lésions de tuberculose généralisée.

25. — *Deuxième ponction lombaire.*

1° *Aspect macroscopique.* — Liquide légèrement louche.

2° *Cryoscopie.* — Liquide céphalo-rachidien, $\Delta = - 0,52$; sérum sanguin, $\Delta = - 0,18$.

26. — *Troisième ponction lombaire.*

1° *Cryoscopie.* — Liquide céphalo-rachidien, $\Delta = - 0,50$.

2° *Etude de la perméabilité.* — Perméabilité à l'iodure de potassium.

27. — *Quatrième ponction lombaire.* — Liquide louche. Même formule cytologique.

Cryoscopie. — Liquide céphalo-rachidien, $\Delta = - 0,51$.

OBS. 16. — *Méningite tuberculeuse chez un tuberculeux pulmonaire.*

K..., 23 ans, corroyeur, entre à l'hôpital Cochin le 13 juin 1903, salle Lasègue, au lit n° 4, dans le service du docteur Widal.

Ce malade est transporté dans le service dans un état de torpeur absolue. Il a été impossible de l'interroger.

D'après les renseignements donnés par sa mère, il aurait eu une bonne santé jusqu'à il y a 3 ans. A cette époque, il a été soigné pendant 4 à 5 mois à l'infirmerie du Dépôt et à Sainte-Anne, pour du délire et des troubles mentaux se présentant sous la forme de délire de persécution. Mais pas de convulsions, pas de crises nerveuses. Le médecin de l'infirmerie du Dépôt avait pensé à une simulation de la folie pour échapper au service militaire.

Parti au service militaire, il a été réformé au bout de 18 mois pour bronchite. Il aurait eu une hémoptysie à cette époque.

Il y a 3 semaines, le malade fut pris d'une céphalée continue, sans rémission, qui n'a pas cessé depuis. Il perd l'appétit, ne buvant que du lait.

Il y a 10 jours, il a été pris de vomissements ; il rejetait immédiatement tout ce qu'il prenait. Ces vomissements n'ont d'ailleurs pas persisté. En même temps s'installait une constipation opiniâtre, qui a persisté jusqu'à hier ; depuis lors il perd ses matières.

Dimanche dernier, il y a 8 jours, il aurait présenté des convulsions des globes oculaires : il perdait connaissance par instants ; il n'a pas eu de crises épileptiformes.

Peu à peu il est tombé dans un état de torpeur que l'on constate actuellement.

A l'examen, on constate que le malade ne répond que par quelques grognements aux questions qu'on lui pose, mais il semble comprendre ce qu'on dit autour de lui.

Il a du délire, de l'agitation. Les muscles du thorax laissent apercevoir sous les téguments de petites contractions fibrillaires.

Pas de paralysie. Hyperesthésie cutanée. Les réflexes rotuliens sont exagérés.

Le signe de Kernig est manifeste. Pas de signe de Babinski.

Au sommet gauche, en avant et en arrière, on trouve de la submatité et une respiration rude, granuleuse.

Rien d'anormal du côté des autres organes. Pas de signe oculaire.

T., 37°,5 ; P., 80, régulier.

On pratique une ponction lombaire, qui révèle une lymphocytose abondante.

Les jours suivants, même état.

16. — L'agitation a disparu, le malade reste assoupi, presque immobile.

On constate un ptosis du côté gauche, une inégalité pupillaire très accentuée et le signe d'Argyll-Robertson. Respiration irrégulière, 40 respirations par minute, avec quelques périodes d'apnée durant quelques secondes.

Le pouls est à 58, régulier, avec une température de 37°,2 hier soir, 35° ce matin.

17. — Le ptosis de la paupière gauche est complet. Strabisme : l'œil droit est tourné en haut et en dehors. Inégalité pupillaire.

Les réflexes sont diminués, presque abolis à gauche.

Incontinence des urines et des matières fécales.

Le malade ne peut plus déglutir et rend immédiatement le lait qu'on essaye de lui faire boire.

Ni sucre, ni albumine dans les urines.

L'hypothermie est toujours considérable, 35°. Ralentissement du pouls, 52 pulsations régulières.

Le malade meurt dans la matinée de ce même jour.

Autopsie le 18. — A l'examen du cerveau, on constate une congestion accentuée des vaisseaux pie mériens. Traînées purulentes le long des scissures de Sylvius et à la base, au niveau du chiasma. Épaississement des méninges avec adhérences sur le cervelet.

Granulations tuberculeuses nettes disséminées sur la convexité, le long des sylviennes et à la base ; au sommet des deux poumons, tubercules caséeux.

EXAMEN DU LIQUIDE CÉPHALO-RACHIDIEN

11 *juin.* — *Première ponction lombaire :*

1° *Aspect macroscopique.* — 12 centimètres cubes de liquide

très légèrement trouble. Formation de coagulum fibrineux abondant.

2° *Cytologie* :

a) Examen sur le liquide centrifugé avant la formation du coagulum :

Lymphocytes, 71 p. 100 ; polynucléaires, 29 p. 100.

b) Examen sur le liquide centrifugé après formation du coagulum et ablation de celui-ci :

Lymphocytes plus nombreux, 88 p. 100 ; quelques polynucléaires, 12 p. 100.

3° *Examen bactériologique*. — Sur les préparations faites avec
le coagulum écrasé entre deux lames, ou avec le culot de centrifugation, on ne trouve pas de bacilles.

15. — *Deuxième ponction lombaire* :

1° *Aspect macroscopique*. — 30 centimètres cubes de liquide
légèrement trouble. Forte tension.

2° *Examen bactériologique* :

a) On trouve des bacilles de Koch dans le coagulum.

b) Par la méthode de Jousset on ne trouve pas de bacilles.

16. — *Troisième ponction lombaire* :

1° *Aspect macroscopique*. — 40 centimètres cubes de liquide
trouble.

Très forte pression. On la mesure avec le manomètre de
MM. Widal et Sicard : on trouve 70 centimètres.

2° *Cytologie* : lymphocytes, 60 p. 100 ; polynucléaires, 40 p. 100.

3° *Cryoscopie*. — Liquide céphalo-rachidien, $\Delta = -0{,}47$; sérum
sanguin, $\Delta = -0{,}51$.

4° *Étude de la perméabilité*. — Imperméabilité à l'iodure de
potassium (la malade prenait 4 grammes de KI depuis plusieurs
jours. Réaction négative par l'acide nitrique nitreux et le sulfure
de carbone).

Obs. 17 (1). — *Méningite tuberculeuse.*

P... est entré, le 17 juillet 1901, à la maison municipale de santé dans le service de M. Widal. Décédé le 25 juillet.

Symptômes cliniques. — Début, il y a 20 jours, par la céphalalgie, des vomissements. A son entrée, le malade présente du délire professionnel, le ventre est rétracté, le pouls est à 72. Le 19 juillet, dissociation du pouls et de la température, trépidation épileptoïde marquée, à gauche surtout. Réflexe de Babinski en extension, pression des globes oculaires douloureuse.

AUTOPSIE. — Très nombreuses et grosses granulations à la convexité du cerveau, au niveau de la partie moyenne de la scissure de Sylvius. Méningite en plaques à la base.

EXAMEN DU LIQUIDE CÉPHALO-RACHIDIEN

18 juillet. — *Ponction lombaire :*

1° *Aspect macroscopique.* — La ponction donne issue à 8 centimètres cubes de liquide clair, jaune verdâtre, qui coule sous forte pression.

2° *Cyto-diagnostic.* — Très nombreux lymphocytes, quelques mononucléaires, très rares polynucléaires et globules rouges.

3° *Cryoscopie.* — $\Delta = -0,49$.

4° *Inoculation.* — Pas faite.

20. — *Ponction lombaire :*

1° *Aspect macroscopique.* — 18 centimètres cubes de liquide clair légèrement vert, qui s'écoule en jet.

2° *Cyto-diagnostic.* — Très nombreux lymphocytes, quelques mononucléaires, 1 ou 2 polynucléaires.

3° *Inoculations.* — Un cobaye de 640 grammes reçoit 10 centimètres cubes. Sacrifié le 21 octobre. Lésions tuberculeuses.

2e cobaye de 430 grammes, reçoit 10 centimètres cubes. Sacrifié le 20 octobre. Poids 280 gr. A l'autopsie : tuberculose généralisée.

---

(1) Les observations 17 à 25, ainsi que 8, 9, 10, sont publiées dans la thèse de Mlle Hirschhorn. Th. Paris, 1903.

Obs. 18. — *Méningite tuberculeuse chez un tuberculeux.*

H..., 38 ans, entre le 3 décembre 1902 à l'hôpital Cochin, dans le service de M. Chauffard. Décédé le 10 décembre.

Symptômes cliniques. — Début depuis 10 jours, torpeur cérébrale prononcée, langue sèche, ventre aplati. Le 3 décembre, constipation, pouls rapide, mais régulier, ébauche du signe de Kernig, légère inégalité pupillaire. Le 5 décembre, ptosis gauche, signe de Kernig très net aux membres inférieurs. A partir de ce jour, le coma s'accentue et le malade meurt par asphyxie.

Autopsie. — Granulations tuberculeuses peu nombreuses sur la face convexe des hémisphères. Pas d'exsudat fibrino-purulent à la base de l'encéphale.

EXAMEN DU LIQUIDE CÉPHALO-RACHIDIEN

4 décembre. — *Ponction lombaire.*

1° *Aspect macroscopique.* — Le liquide s'écoule goutte à goutte, la pression est normale, le liquide est clair ; quantité, 8 à 10 centimètres cubes.

2° *Cyto-diagnostic.* — Lymphocytes très nombreux, polynucléaires en moins grande quantité et très altérés.

Recherche du bacille sur lames. Négative.

Inoculation. — Cobaye de 670 grammes reçoit 3 centimètres cubes de liquide. Sacrifié le 6 janvier, poids 615 grammes ; tuberculose de la rate, du foie, de l'épiploon, du péritoine.

10. — *Ponction lombaire.*

1° *Aspect macroscopique.* — 5 centimètres cubes, liquide légèrement trouble.

2° *Cyto-diagnostic.* — Polynucléaires abondants, lymphocytes extrêmement nombreux, grandes cellules réunies parfois en placards et ressemblant à des cellules endothéliales.

On constate, sur lames, des bacilles de Koch.

Ponction lombaire 20 heures *post mortem*, 3 à 4 centimètres cubes, liquide un peu louche qui contenait des bacilles de Koch.

Injection de 4 centimètres cubes à un cobaye de 705 grammes. Sacrifié le 0 janvier. Poids, 822 grammes, tuberculose généralisée au foie, à la rate, au péritoine, aux poumons.

Obs. 19. — *Méningite tuberculeuse chez un tuberculeux.*

P..., âgé de 40 ans, entre le 25 octobre 1902 à l'hôpital Cochin, dans le service de M. Chauffard. Décédé le 3 novembre.

Symptômes cliniques. — Depuis 3 semaines, le malade se plaint de malaise.

25 octobre. — Céphalalgie, raideur de la nuque, constipation, vomissements, torpeur cérébrale, pas de signes de Kernig.

27. — Inégalité pupillaire, accentuation de la raideur de la nuque, strabisme convergent, délire, pouls rapide et faible, température oscillant autour de 38° pendant l'évolution de la maladie, monte à 39°,4 le jour de la mort.

20. — Une ébauche du signe de Kernig.

1er novembre. — Coma et asphyxie progressive.

Autopsie. — Nombreuses granulations tuberculeuses et exsudats fibrino-purulents dans les confluents sous-arachnoïdiens, nombreuses granulations tuberculeuses sur la face externe des hémisphères, particulièrement le long de l'artère sylvienne.

EXAMEN DU LIQUIDE CÉPHALO-RACHIDIEN

27 octobre. — *Ponction lombaire.*

1° *Aspect macroscopique.* — Le liquide, 12 centimètres cubes, s'écoule goutte à goutte, sous pression normale ; il est clair.

2° *Cyto-diagnostic.* — Nombreux lymphocytes, gros éléments uninucléés prenant mal les matières colorantes.

Recherche du bacille sur lames, négative.

3° *Inoculation.* — Un cobaye de 472 grammes reçoit 2 centimètres cubes. Mort le 8 décembre. Poids 410 grammes. Tuberculose généralisée au foie, à la rate, aux poumons, à l'épiploon.

Obs. 20. — *Méningite tuberculeuse chez un tuberculeux.*

F..., 31 ans, entre le 20 mars 1901 à la maison municipale de santé, dans le service de M. Widal. Décédé le 31 mars.

Symptômes cliniques. — Le 22 mars, délire nocturne ; pas d'inégalité pupillaire, pas de myosis. Le 25 mars, raideur de la nuque et hoquet qui devient presque permanent.

Autopsie. — Nombreuses granulations tuberculeuses sur la convexité des deux hémisphères.

EXAMEN DU LIQUIDE CÉPHALO-RACHIDIEN

24 mars. — *Cyto-diagnostic.* — Lymphocytose.

Inoculations. — Un cobaye reçoit 15 centimètres cubes de liquide céphalo-rachidien en injection intra-péritonéale.

Mort le lendemain, intoxiqué.

1er avril. — *Cyto-diagnostic.* — Lymphocytose.

Inoculation. — Un cobaye reçoit 15 centimètres cubes de liquide céphalo-rachidien en injection intra-péritonéale. Sacrifié le 14 mai, il présente des granulations tuberculeuses de la rate et du foie.

Obs. 21.

Enfant de 16 mois, élevé au sein, puis au biberon. Ayant présenté à différentes reprises des troubles digestifs peu graves.

Vers le 20 avril, l'enfant est pris brusquement de convulsions généralisées avec une température de 40°. Le docteur Aviragnet voit l'enfant 2 jours après le début des accidents. Les convulsions ont cessé, mais il y a contracture des membres, et le bébé est dans un état semi-comateux. La température oscille autour de 40° ; le pouls est très rapide (130°).

Depuis une huitaine de jours, l'enfant avait moins d'appétit, les selles avaient une odeur infecte.

Après avoir rejeté le diagnostic de la méningite tuberculeuse en raison du début brusque des accidents, de l'absence de la période prodromique si habituelle dans la méningite tuberculeuse, de l'absence d'antécédents bacillaires, le docteur Aviragnet et le médecin traitant pensent à des phénomènes méningés d'origine intestinale.

Pendant toute une semaine, l'état est resté le même ; température à 40° ; pouls de plus en plus fréquent, état semi-comateux, convulsions et, quand le docteur Aviragnet revoit l'enfant, après ces 8 jours, il constate une augmentation considérable du volume de la tête.

Il en fait une hydrocéphalie aiguë (distension des fontanelles, circulation veineuse très marquée).

EXAMEN DU LIQUIDE CÉPHALO-RACHIDIEN

Une *ponction lombaire* permet de retirer 20 centimètres cubes d'un liquide coulant sous forte pression, liquide absolument clair.

Cyto-diagnostic. — Lymphocytose abondante, quelques rares polynucléaires. Pas de bacilles de Koch.

Inoculation. — Le 30 avril 1902, un cobaye de 600 grammes reçoit, dans la cavité péritonéale, 9 centimètres cubes de liquide céphalo-rachidien retiré par ponction lombaire. Trouvé mort le 21 mai, il a présenté un semis de granulations dans le péritoine.

Cette observation est intéressante parce que les recherches de laboratoire (cyto-diagnostic et inoculation au cobaye) ont permis de démontrer la nature tuberculeuse d'une hydrocéphalie aiguë à laquelle, en se basant sur les données de la clinique, on aurait attribué une tout autre cause.

OBS. 22. — *Méningite tuberculeuse chez un tuberculeux.*

B..., âgé de 21 ans, entre le 23 juillet 1900 à l'hôpital Cochin.

Symptômes cliniques. — Le malade se plaint beaucoup de maux de tête, de vomissements ; la raie méningitique est très prononcée, le teint cyanosé.

Le signe de Kernig est prononcé. Le malade pousse des cris hydrencéphaliques.

24 *juillet*. — Délire, perte de connaissance, mort.

EXAMEN DU LIQUIDE CÉPHALO-RACHIDIEN

25. — *Ponction lombaire*.

Cyto-diagnostic. — Lymphocytes et quelques grands éléments uninucléés.

Inoculation. — Un cobaye reçoit 18 centimètres cubes de liquide. Sacrifié le 12 septembre. Tuberculose généralisée.

Obs. 23. — *Méningite tuberculeuse classique*.

Enfant vu en consultation, en ville, par le docteur Aviragnet.

EXAMEN DU LIQUIDE CÉPHALO-RACHIDIEN

Cyto-diagnostic. — Lymphocytose abondante et bacilles de Koch.

18 *août* 1902. — *Inoculation*. — Un cobaye de 720 grammes reçoit dans la cavité péritonéale 5 centimètres cubes de liquide céphalo-rachidien. Sacrifié le 15 septembre, il a présenté des lésions de tuberculose généralisée.

Obs. 24. — *Méningite tuberculeuse à forme hémiplégique*.

B..., âgé de 30 ans, entre le 3 février 1901. Antécédents du malade : stigmates bacillaires, pleurésie et surtout hémoptysie.

Symptômes cliniques. — Le malade, à son entrée, présente une paralysie complète du côté droit. Il est dans le coma. Les réflexes rotuliens et plantaires sont abolis, signe de Babinski en extension, troubles des sphincters, dissociation du pouls et de la température ; P., 80 ; T., 38° et 38°,4. Violent mal de tête, pas de signe de Kernig. La pupille ne réagit pas à la lumière. Un peu d'inégalité pupillaire, mydriase considérable.

Autopsie. — La convexité du cerveau présente des placards caséeux au niveau du sillon de la temporo-pariétale. Un petit piqueté hémorragique à la partie postérieure de la scissure de Sylvius.

EXAMEN DU LIQUIDE CÉPHALO-RACHIDIEN

4 février 1901. — *Ponction lombaire.*

Cyto-diagnostic. — Très nombreux lymphocytes, quelques polynucléaires et globules rouges.

Inoculation. — 1 cobaye de 750 grammes reçoit 3 centimètres cubes de liquide. Sacrifié le 16 mars, il a présenté une tuberculose généralisée.

Obs. 25. — *Méningite tuberculeuse chez un tuberculeux.*

M..., 19 ans, entre le 4 avril 1901 à la Maison Municipale de santé, dans le service de M. Widal. Décédé le 9 avril.

Symptômes cliniques. — Torpeur cérébrale, raideur de la nuque. Le 7 avril, délire professionnel, carphologie ; strabisme, nystagmus, soubresauts des tendons, machonnement, cris hydrencéphaliques. Coma, mort.

Autopsie. — Nombreuses granulations tuberculeuses sur la convexité et la base des deux hémisphères.

EXAMEN DU LIQUIDE CÉPHALO-RACHIDIEN

8 avril 1901. — On recueille 12 centimètres cubes de liquide clair, forte tension du jet.

Cyto-diagnostic. — Très nombreux lymphocytes.

Cryoscopie. — $\Delta = — 0,58.$

Hémolyse. — Procédé de Bard, quatrième tube.

Inoculation. — Pas faite.

8. — *Ponction lombaire* 10 minutes *post mortem.* Liquide légèrement teinté de sang, jaunâtre, s'écoule spontanément d'abord,

on enlève ensuite par aspiration 80 centimètres cubes de liquide

Cyto-diagnostic. — Très nombreux globules rouges, globules blancs altérés, gros éléments mononucléés.

Cryoscopie. — $\Delta = -0,50$.

Inoculations. — 1 cobaye de 590 grammes reçoit 20 centimètres cubes. Trouvé mort le 12 avril 1901, 4 jours après, intoxiqué.

Deuxième cobaye de 600 grammes reçoit 40 centimètres cubes. Sacrifié le 14 mai.

Autopsie. — Granulations tuberculeuses du foie et de la rate.

Obs. 26 (1). — *Tubercule cérébelleux compliqué de méningite*
tuberculeuse.

M..., 28 ans, terrassier, entre le 26 décembre 1902 à l'hôpital Cochin, salle Hanot, n° 16, dans le service du docteur Chauffard.

Cet homme aurait eu, il y a 5 ans, une bronchite, et il y a un an, une pleurésie gauche.

En mai 1902, nouvelle pleurésie à droite.

Depuis ce temps, il a maigri beaucoup. Il tousse peu, ne crache pas, n'a pas de sueurs nocturnes.

Ses antécédents héréditaires sont nuls.

Depuis une quinzaine de jours, il souffre de céphalée, surtout le soir. Anorexie depuis 3 jours. Hier et avant-hier, vomissements.

Actuellement le malade se plaint d'une céphalée excessivement intense et de douleurs lombaires ; il a de la constipation ; la langue est saburrale. La température du soir est 38°.

L'auscultation est difficile : le malade s'agite. On ne trouve pas de symptômes nets de tuberculose pulmonaire.

P., 70, régulier.

On constate des zones hyperesthésiques au niveau des crêtes iliaques et de l'arcade crurale.

---

(1) Les observations 26 à 29 sont dues à M. Froin, interne des hôpitaux.

Les réflexes sont normaux.

Pas de signe pupillaire.

Raideur de la nuque et signe de Kernig net.

La ponction lombaire révèle une lymphocytose abondante et presque pure. On retire environ 15 centimètres cubes de liquide clair.

Cette ponction enlève la céphalalgie pendant une heure environ.

27. — La céphalée est aussi intense. Le malade pousse des cris jour et nuit. L'abdomen est rétracté. La raideur de la nuque et le signe de Kernig sont très accentués.

T., 37° ; P., 57.

On prescrit injections de morphine.

28. — On prescrit une deuxième ponction lombaire ; on retire environ 24 centimètres cubes de liquide clair.

Le malade est soulagé pendant 3 heures, puis la céphalalgie reparaît avec une intensité extraordinaire, arrachant des cris au malade.

T., 37°,5 ; P., 70.

On prescrit : calomel, 0 gr. 10 et injection de morphine.

29. — Pouls irrégulier à 66 ; T., 37° le matin, monte le soir à 38°,5. Inégalité pupillaire.

30. — L'inégalité pupillaire a disparu. P., 72, irrégulier ; T., 38°. Céphalalgie toujours intense.

31. — L'inégalité pupillaire a disparu. Photophobie très marquée. P., 80, irrégulier ; T., 38°.

On remarque un écoulement uréthral : l'examen microscopique du pus montre des polynucléaires et de nombreux gonocoques.

2 janvier 1903. — On constate que la pupille gauche reste plus large que la droite. Ptosis de la paupière gauche. Arythmie respiratoire. État subcomateux. Rétention d'urines. Constipation. P., 66 ; T., 37°,2.

On prescrit : iodure de potassium, 6 grammes, et injections de calomel, 0 gr. 05.

3. — État subcomateux, paralysie du bras droit. Signe de Babinski du côté droit. Rétention d'urine. P., 64 ; T., 37°.

5. — Pouls à 100, régulier. La température est à 36°,8. La paralysie du bras droit a disparu. L'inégalité pupillaire persiste. La rétention d'urine continue.

7. — État comateux, sueurs abondantes. P., 140, filiforme; T., 38°,4. Le malade meurt le soir avec de l'hyperthermie.

AUTOPSIE. — Épaississement des méninges au niveau de la scissure de Sylvius et de l'hexagone de Willis. Sur la face inférieure du lobe cérébelleux gauche se trouve une tumeur dure, jaune grisâtre, grenue, dure à la coupe. A la coupe, on reconnaît un tubercule de la grosseur d'une petite noix, jaune verdâtre, avec une partie centrale d'un blanc plus opaque, caséeuse. Cette tumeur est énucléable.

Aux poumons, adhérences bilatérales. Lésions sclérosées aux deux sommets. Ganglions trachéo-bronchiques hypertrophiés.

Reins congestionnés. Cœur normal.

EXAMEN DU LIQUIDE CÉPHALO-RACHIDIEN

26 décembre. — Ponction lombaire.

1° *Aspect macroscopique.* — On retire 15 centimètres cubes environ de liquide clair avec hypertension considérable.

2° *Cytologie.* — Lymphocytose abondante, presque pure. Polynucléaires, 2 p. 100.

28. — Deuxième ponction lombaire.

1° *Aspect macroscopique.* — 24 centimètres cubes de liquide clair, sortant en jet.

2° *Cytologie.* — Même formule.

29. — Troisième ponction lombaire.

On retire 15 centimètres cubes de liquide clair; même formule cytologique.

2 janvier. — Quatrième ponction lombaire.

1° *Cytologie.* — Même formule.

2° *Bactériologie.* — Sur les préparations faites avec le culot de centrifugation, quelques bacilles de Koch.

3° *Inoculation intra-péritonéale.* — A un cobaye, on injecte

6 centimètres cubes de liquide. Sacrifié le 6 mars, le cobaye présente des lésions de tuberculose généralisée.

Obs. 27. — *Méningite tuberculeuse classique.*

P..., 28 ans, raffineur, entre le 7 janvier 1903 à l'hôpital Cochin, salle Hanot, n° 16, dans le service du docteur Chauffard.

Ses antécédents héréditaires sont insignifiants. Le malade a eu des fièvres intermittentes dans sa jeunesse.

Depuis 6 mois, il tousse et crache ; il a eu quelques hémoptysies légères. Il se plaint de sueurs nocturnes et a maigri de 10 kilogrammes en 6 mois.

Depuis 15 jours, il souffre d'une céphalalgie persistante tenace qui l'empêche de dormir. Il est constipé, ne va à la selle que tous les 2 ou 3 jours. Pas de vomissements. Anorexie.

A l'examen, on constate, au sommet gauche de la poitrine, de la matité en avant et en arrière, une respiration soufflante et des râles sous-crépitants.

Les artères radiales sont dures, roulent sous le doigt ; 88 pulsations. T., 37°,6.

Le ventre est rétracté.

Pas de signe de Kernig, mais extension douloureuse dans la position assise.

Raideur de la nuque. Diplopie intermittente.

Inégalité pupillaire. Signe d'Argyll-Robertson.

Raie vaso-motrice très nette.

La ponction lombaire, pratiquée le jour même, révèle une lymphocytose abondante.

9. — Même état. T., 37° ; hier soir, 38°,5; P., 81, régulier. Le malade répond mal aux questions. Perte de la mémoire. Céphalalgie très intense. Signe de Kernig et raideur de la nuque.

10. — P. 84, régulier ; T., 37°,2.

Incontinence d'urines.

12. — Le malade est couché en chien de fusil.

Respiration embarrassée ; battement des ailes du nez. P., 75, irrégulier ; T., 37°,2.

Ptosis de la paupière droite plus notable qu'à gauche. Rétention d'urine.

Le malade meurt le 13, dans le coma.

AUTOPSIE. — Granulations tuberculeuses le long de la scissure de Sylvius des deux côtés.

Exsudat fibrino-purulent à la base du cerveau, surtout à l'origine des sylviennes.

Lésions tuberculeuses des deux poumons.

A l'examen bactériologique du liquide pris dans les ventricules cérébraux, on trouve quantité de bacilles de Koch.

EXAMEN DU LIQUIDE CÉPHALO-RACHIDIEN

7 janvier. — Ponction lombaire.

1° *Aspect macroscopique.* — 18 centimètres cubes de liquide jaune verdâtre sortant avec une forte tension.

2° *Cytologie.* — Lymphocytes très abondants, 70 p. 100; polynucléaires, 30. p. 100.

8. — Deuxième ponction lombaire.

1° *Aspect macroscopique.* — Même état du liquide.

Cytologie. — Lymphocytes, 60 p. 100; polynucléaires, 40 p. 100.

3° *Bactériologie.* — *Inoculation intra-péritonéale* : à 1 cobaye de 611 grammes, de 8 centimètres cubes de liquide.

Sacrifié le 6 mars, le cobaye ne pesait plus que 527 grammes et présentait des lésions de tuberculose généralisée.

OBS. 28. — *Méningite tuberculeuse en plaques.*

V..., 38 ans, menuisier, entre le 6 mars 1903, salle Hanot, n° 15, à l'hôpital Cochin, dans le service du docteur Chauffard.

Le malade tousse depuis 18 mois et a eu à plusieurs reprises des crachats hémoptoïques. Il n'a pas d'enfants. Il a un frère et une sœur qui toussent beaucoup.

Depuis 2 mois, il a des douleurs dans les bras et les jambes; il est courbaturé, perd ses forces. Depuis plusieurs jours, anorexie, céphalalgie.

Actuellement le malade a du délire et paraît ne pas entendre. Il pousse des cris incessants. On constate une monoplégie brachiale gauche, du strabisme, pas d'inégalité pupillaire, pas de signe d'Argyll-Robertson.

Raideur de la nuque. Signe de Kernig. Incontinence d'urine.

A l'auscultation, ramollissement du sommet droit.

Le pouls est à 64 ; T., 38°.

Une ponction lombaire pratiquée révèle une grande quantité de lymphocytes et de polynucléaires en nombre égal.

Dans la journée du 7, crises de convulsions épileptiformes surtout dans le membre supérieur droit. On constate une anesthésie cutanée. T., 37°.

Le lendemain, la température monte à 38°,4 et le malade tombe dans le coma.

Cet état dure quelques jours ; la température s'élève progressivement à 39°, puis à 40°, et le malade meurt le 15.

Autopsie. — Sur la convexité de l'hémisphère cérébral droit, on trouve une plaque de méningite avec exsudat fibrino-purulent jaunâtre au niveau de la zone motrice. Grosses granulations éparses. Exsudat sur le vermis supérieur. Rien à noter ni à la base ni sur l'hémisphère gauche. Hydropisie ventriculaire.

Cavernes tuberculeuses au sommet des deux poumons.

Pas de granulie.

Le liquide ventriculaire examiné contient des bacilles de Koch.

EXAMEN DU LIQUIDE CÉPHALO-RACHIDIEN

6 mars. — *Ponction lombaire*.

On retire 12 centimètres cubes de liquide clair.

Cytologie. — Lymphocytes, 50 p. 100 ; polynucléaires, 50 p. 100.

11. — *Ponction lombaire*.

Quinze centimètres cubes de liquide clair.

Cytologie. — Lymphocytose presque pure. Quelques rares polynucléaires, 3 p. 100.

Examen bactériologique. — Sur les préparations faites avec le culot de centrifugation, on ne trouve pas de bacilles de Koch.

Obs. 29. — *Méningite tuberculeuse chez un tuberculeux
pulmonaire.*

B..., 51 ans, cordonnier, entre le 20 mars 1903, salle Chauffard,
n° 11, à l'hôpital Cochin, dans le service du docteur Chauffard.

D'après les renseignements, ce malade est un éthylique, grand
buveur d'absinthe. Depuis 6 mois environ, il se plaint de faiblesse
dans les jambes et de céphalées intermittentes. Cette céphalalgie,
il y a quinze jours, devint plus intense et obligea le malade à se
coucher. Hier, il a été pris d'une attaque de paralysie avec se-
cousses du côté droit et embarras de la parole. Ce malade a eu
6 enfants, dont 3 sont morts jeunes, 2 de tuberculose et 1 de rougeole.

Actuellement, le malade est dans un état comateux. On constate
de la contracture du membre supérieur gauche, avec parésie du
membre inférieur correspondant.

Pas de signe de Babinski. Incontinence d'urines. Les pupilles
sont un peu contractées, mais égales. Les réflexes rotuliens très
diminués, sinon abolis. T., 38°.

A l'examen des urines on trouve : Densité, 1.030, présence de
sucre, pas d'albumine. Pas de réaction de Gerhardt.

On pense à une affection organique du système nerveux chez un
ancien diabétique. On pratique une ponction lombaire, qui révèle
une lymphocytose abondante presque pure.

On prescrit des sangsues.

Le lendemain 21, amélioration : le malade est un peu éveillé et
peut parler, quoique difficilement. On constate encore une légère
contracture avec parésie du membre supérieur gauche. T. m.,
37°,2 ; T. s., 38°,4.

Les jours suivants le coma réapparaît progressivement. Incontinence d'urine. La température monte à 39° et oscille entre 39°
et 39°,5. Le pouls, entre 100 et 110.

Le malade meurt dans le coma le 26.

Autopsie. — Œdème cérébral. Granulations tuberculeuses sur
la convexité du cerveau. Pas d'exsudat à la base.

Petite caverne au sommet du poumon gauche. Granulations disséminées dans les deux poumons.

Cirrhose hépatique. Foie petit, scléreux, jaune.

Le liquide des ventricules cérébraux, étalé sur lames et coloré, présente des bacilles de Koch.

EXAMEN DU LIQUIDE CÉPHALO-RACHIDIEN

20 mars. — Ponction lombaire.

Quinze centimètres cubes de liquide *jaune.*

Cytologie. — Lymphocytose abondante, presque pure. Quelques rares polynucléaires.

25. — Ponction lombaire.

Quinze centimètres cubes de liquide *jaune.*

Cytologie. — Même formule.

Perméabilité méningée. — Perméabilité nette à l'iodure de potassium (le malade prenait 4 grammes de KI depuis 5 jours).

OBS. 30 (1). — *Méningite tuberculeuse chez un tuberculeux pulmonaire cavitaire.*

H..., 27 ans, employé de commerce, entre, le 4 août 1902, à l'hôpital Boucicault, pavillon B, n° 7 *bis*, dans le service du docteur Letulle.

Ce malade tousse depuis 1898. A ce moment il faisait son service militaire en Algérie ; il eut une bronchite à cette époque et maigrit beaucoup. Jamais d'hémoptysie. En mars 1900, il fait un séjour de 8 mois à l'hôpital Tenon, pour bronchite et pleurésie sèche. Il en sort pour aller à Angicourt, où il reste 20 mois. Là il fit des abcès ganglionnaires sous-maxillaires, qui furent incisés et se cicatrisèrent, et une épididymite à gauche. Il sort d'Angicourt le 4 août 1901 pour rentrer à Boucicault.

On constate alors des signes d'induration du sommet droit ;

(1) Observation due à M. Lemierre, interne des hôpitaux.

matité, respiration rude ; et de ramollissement du sommet gauche :
matité, râles humides.

Toux fréquente ; crachats abondants.

Température oscillant entre 37°,5 et 38°,5.

Jusqu'en mai 1903, le malade continue à tousser et à cracher
beaucoup. Mais on le suralimente, et il augmente de poids. Il est
pesé tous les 8 jours, et on constate que, malgré quelques oscillations, la courbe des poids s'élève de 50 kilogrammes au mois d'août
dernier, à 52 kgr. 500 au mois d'avril 1903.

Mais, à l'auscultation, les râles humides deviennent de plus en
plus nombreux et gargouillants, et on peut suivre le ramollissement des deux sommets.

16 *mai* 1903. — Ce malade se plaint de la tête. Cette céphalalgie
dure déjà depuis 3 semaines. La lumière lui est pénible. La température est un peu plus élevée : 38°,6.

Les jours suivants la céphalalgie et la photophobie s'accentuent ;
la température s'élève jusqu'à 39°, avec des rémissions à 38° le
matin.

22. — On pratique une ponction lombaire, on constate une lymphocytose abondante.

Même état, sans signe nouveau, jusqu'au 26. Ce jour-là, le malade a du délire, de la carphologie, une respiration irrégulière
avec périodes d'apnée durant 10 secondes. Le pouls est rapide (104)
mais régulier ; la température à 37°,5.

Légère parésie du membre supérieur gauche. Inégalité pupillaire.

Le malade meurt le soir même.

A l'AUTOPSIE, on constate de nombreuses granulations tuberculeuses, au niveau de la scissure de Sylvius droite et de la zone ro-
landique du même côté ; quelques traînées purulentes à la base du
cerveau.

Dans les deux poumons, grosses cavernes aux sommets, infiltration granulique dans toute la hauteur.

EXAMEN DU LIQUIDE CÉPHALO-RACHIDIEN

22 mai. — Ponction lombaire.

1° *Aspect macroscopique.* — Liquide clair en hypertension.

2° *Cytologie.* — Lymphocytose abondante et pure.

3° *Examen bactériologique.*

a) *Recherche microscopique du bacille.* — A la recherche directe sur lames, pas de bacilles de Koch.

b) *Inoculation.* — On injecte dans le péritoine d'un cobaye 2 centimètres cubes de liquide : ce cobaye, sacrifié un mois après, ne présentait aucune lésion tuberculeuse apparente.

OBS. 31 (1). — *Tuberculose utérine ; propagation au péritoine ; mort par méningite.*

Célina D..., âgée de 20 ans, entre à l'Hôtel-Dieu, le 11 avril 1899, salle Sainte-Jeanne, lit n° 17, dans le service du professeur Dieulafoy.

Elle est dans un état subcomateux. Elle prend aussitôt dans le lit une attitude spéciale : en chien de fusil.

On a peine à la sortir de sa torpeur ; elle répond d'un ton maussade qu'elle n'est malade que depuis 8 jours. Elle fut prise à ce moment d'une céphalalgie vive, tenace, avec exacerbations causées par la lumière. En même temps apparurent des vomissements verdâtres, sans efforts. Constipation absolue. Un an avant, elle fut opérée de laparotomie pour tuberculose péritonéale.

On constate de l'opisthotonos, de la mydriase, la raie méningitique. Contracture douloureuse de la nuque. Ptosis léger de la paupière gauche. Pouls accéléré (130), température à 38°,6.

Les jours suivants, cet état grave persiste ; la température demeure au-dessus de 38°. Le pouls monte à 150, à 160, instable.

18. — M. Griffon pratique une ponction lombaire, qui donne issue à un liquide clair.

(1) Les observations 31 à 41 sont dues au docteur V. Griffon.

Le jour même, la malade présente une cyanose croissante et meurt dans l'après-midi.

AUTOPSIE. — *Encéphale*. — Au niveau de la base du cerveau, semis de granulations autour du chiasma et dans l'origine des scissures de Sylvius. Ventricules dilatés.

Poumons. — Infiltration totale de tubercules, plus confluents au sommet.

Le foie est parsemé de tubercules biliaires et de petites cavernes biliaires. Les reins offrent chacun un tubercule dans la substance corticale.

Péritonite fibro-caséeuse ; ulcérations tuberculeuses du cæcum et de l'intestin grêle.

Dégénérescence caséo-tuberculeuse de la muqueuse utérine et tubaire.

EXAMEN DU LIQUIDE CÉPHALO-RACHIDIEN

18 *avril*. — *Ponction lombaire*.

1° *Aspect macroscopique*. — Liquide d'abord transparent, non coloré, puis légèrement citrin dans les dernières gouttes.

2° *Examen bactériologique*.

a) Culture sur sang gélosé glycériné. — On ensemence environ 1 centimètre cube de liquide dans un tube que l'on met à l'étuve à 39°. Au bout de 4 semaines, développement de colonies multiples, visibles à l'œil nu, moins grosses qu'une tête d'épingle, de conformation sphérique, ou plutôt mûriforme, et de coloration chocolat. Au microscope, il s'agissait bien de colonies formées exclusivement de bacilles tuberculeux.

Une colonie inoculée à un cobaye sous la peau tue l'animal en 50 jours ; on trouve des lésions typiques de tuberculose expérimentale du foie, de la rate, des poumons, du cœur et des ganglions.

b) Inoculation intra-péritonéale, à un cobaye pesant 260 grammes, de 5 centimètres cubes de liquide. Sacrifié 2 mois après, il présentait des lésions tuberculeuses de la rate, des poumons, du grand épiploon, des ganglions mésentériques et médiastinaux.

Ons. 32. — *Méningite tuberculeuse d'une adulte, paraissant
primitive.*

P..., âgée de 26 ans, entre le 13 novembre 1900 à la Crèche,
au lit n° 12, dans le service du docteur Faisans, à l'Hôtel-Dieu.

Il y a 8 jours, en pleine santé, cette femme ressentit de petits
frissons et une courbature généralisée. Cet état persiste depuis
8 jours, sans élévation de la température.

A son entrée, la malade se plaint de céphalalgie assez accentuée. On ne constate que des symptômes de grippe à forme gastro-intestinale ; langue recouverte d'un enduit saburral, mais
humide, constipation, température normale.

Deux jours après la malade se plaint de douleurs dans la jambe
droite. A l'examen on trouve les signes d'une sciatique, avec les
points douloureux classiques : fessier, péronier, malléolaire, et
signe de Lasègue. Dans la nuit, la malade est prise de vomissements sans efforts, qui continuent le lendemain. On trouve alors
la malade pâle, le faciès amaigri, avec de l'inégalité pupillaire et
un léger strabisme. La malade se plaint de maux de tête violents,
de rachialgie, de douleurs dans les membres. On s'aperçoit qu'au
palper les masses musculaires sont très douloureuses.

On constate le signe de Kernig, de la raideur de la nuque. La
température est à 40°,2.

On pratique une ponction lombaire ; on trouve une lymphocytose
abondante.

Le lendemain, délire, agitation. La malade meurt dans la nuit
du 26 novembre.

A l'AUTOPSIE on trouve les lésions classiques de la méningite
tuberculeuse, avec des granulations tuberculeuses le long des
vaisseaux de l'encéphale. Rien d'anormal dans les autres organes.

EXAMEN DU LIQUIDE CÉPHALO-RACHIDIEN

1° *Aspect macroscopique.* — Liquide clair.
2° *Cytologie.* — Lymphocytose abondante.

3° *Bactériologie. Culture sur sang gélosé glycériné.* — Ensemencement sur sang gélosé glycériné le 23 novembre, au lit de la malade ; on recueille directement sur le sang gélosé quelques gouttes de liquide.

21 jours après (14 décembre), 4 colonies visibles à l'œil nu.

Obs. 33. — *Méningite tuberculeuse. Autopsie. Culture positive.*

Jeune homme, couché au lit n° 4 de la salle Saint-Thomas, à l'Hôtel-Dieu, service de M. Faisans.

Diagnostic clinique, méningite tuberculeuse.

Autopsie. — L'examen du cerveau et de la moelle montre peu d'altérations appréciables à l'œil nu. Les méninges médullaires sont simplement congestionnées. Les méninges cérébrales présentent au niveau du chiasma des nerfs optiques un exsudat fibrineux net, mais léger ; en aucun point, on ne trouve de tubercule miliaire visible à l'œil nu. Les ventricules cérébraux sont très dilatés par une hydrocéphalie évidente.

EXAMEN DU LIQUIDE CÉPHALO RACHIDIEN

Le 15 décembre 1900, M. Griffon pratique la ponction lombaire. 1° *Aspect macroscopique.* — Le liquide recueilli est à peine opalescent.

2° *Cyto-diagnostic.* — Après centrifugation de ce liquide pendant 5 minutes avec l'appareil de Krauss, on étale le dépôt sur deux lames, que l'on colore à l'hématéine éosine. Au microscope, on constate une lymphocytose abondante, presque pure ; quelques leucocytes polynucléaires sont cependant mêlés aux lymphocytes, mais la prédominance de ces derniers éléments éclate au premier coup d'œil et devient considérable après une numération.

Dans un tube de liquide céphalo-rachidien, laissé pendant douze heures au repos, il s'est formé un coagulum fibrineux assez notable, plus gros que d'ordinaire dans les méningites tuberculeuses. Ce coagulum est extrait du liquide et dilacéré à plusieurs reprises sur une lame ; l'examen microscopique de cette lame, après coloration, montre un assez grand nombre de leucocytes polynucléaires, plus abondants ici que les lymphocytes. Le caillot avait donc emprisonné les polynucléaires.

3° *Examen de la perméabilité.* — La veille du jour où fut pratiquée la ponction lombaire, on avait fait absorber au malade, par la voie gastrique, une potion contenant 4 grammes d'iodure de potassium, dans le but de se rendre compte si l'iodure ingéré passait dans le liquide céphalo-rachidien.

La recherche de l'iodure dans l'urine du malade donne, quelques instants avant la ponction lombaire, un résultat positif.

L'iodure est recherché alors dans le liquide céphalo-rachidien pour la double épreuve classique (amidon et acide nitrique, d'une part, et, d'autre part, dans un autre tube, acide nitrique à parties égales avec le liquide et addition de quelques gouttes de chloroforme). L'une et l'autre réaction donnent un résultat nettement positif.

4° *Bactériologie. Culture sur sang gélosé.* — Le même jour, 15 décembre, on ensemence sur un tube de sang gélosé glycériné le culot obtenu par centrifugation de 3 centimètres cubes du liquide céphalo-rachidien recueilli par ponction lombaire de ce jour.

Le tube est mis à l'étuve à 38°, après avoir été encapuchonné. Au bout de 36 jours, le 20 janvier 1901, on constate à la surface du milieu de culture, au niveau de la limite supérieure du liquide condensé au fond du tube, une colonie bacillaire du volume d'une pointe d'épingle.

Onze jours après, le 31 janvier, la colonie a acquis le volume d'une tête d'épingle ; et, si l'on incline le tube de culture, on découvre trois colonies analogues qui se trouvaient immergées par le liquide condensé, et qui apparaissent très nettement à la surface inclinée du sang gélosé.

On prend un fragment de l'une de ces colonies, et on le dissocie dans une gouttelette d'eau. Après coloration avec la liqueur de Ziehl, on constate au microscope des bacilles tuberculeux typiques, isolés ou en amas caractéristiques.

Ons. 31. *Méningite tuberculeuse primitive. Cytodiagnostic. Cultures.*

La nommée T..., Antoinette, âgée de 18 ans, entre à l'Hôtel-Dieu le 2 février 1901, salle Sainte-Anne, lit n° 2, service de M. Faisans, dans un état absolument comateux.

Malade depuis trois semaines, elle a d'abord été soignée par son médecin pour une prétendue grippe. Depuis huit jours elle souffre beaucoup de la tête ; elle a présenté chez elle quelques vomissements alimentaires et bilieux.

A l'examen à l'entrée, on trouve une hyperesthésie généralisée, à tel point que le moindre frôlement de la peau détermine des douleurs très vives.

La paupière gauche est en ptosis, et la pupille en état de mydriase. On constate de la raideur de la nuque. Le signe de Kernig existe très net. A l'auscultation on trouve de la congestion pulmonaire aux 2 bases, particulièrement intense du côté droit.

La ponction lombaire est faite le 3 février et révèle de la lymphocytose. La malade meurt dans le coma le 6.

L'autopsie, pratiquée le 7, montre des granulations miliaires sur la convexité de l'hémisphère gauche du cerveau. Granulations qui existent également à droite, mais en moins grand nombre. A la base du cerveau, œdème sous-arachnoïdien.

Poumons très congestionnés, surtout à droite.

EXAMEN DU LIQUIDE CÉPHALO-RACHIDIEN

1° *Aspect macroscopique.* — Le liquide sort en jet pendant l'écoulement de 7 à 8 centimètres cubes. Ensuite il s'écoule goutte à goutte. On retire 28 centimètres cubes de liquide clair, non modifié d'aspect.

2° *Cyto-diagnostic.* — Après centrifugation de 5 centimètres cubes de liquide, le dépôt est étalé sur 2 lames et coloré à l'hématéine-éosine. Au microscope, on constate une lymphocytose abondante et pure.

3° *Bactériologie. Culture sur sang gélosé.* — Le 3 février on ensemence d'une part quelques gouttes du liquide à la surface d'un tube de sang gélosé non glycériné et d'autre part le culot obtenu par centrifugation sur un tube de sang gélosé glycériné.

Le tube de sang gélosé non glycériné, maintenu à l'étuve en position inclinée, présente déjà au bout de 20 jours (le 23 février) une trentaine de colonies en pointes d'épingles visibles à l'œil nu. Les deux tiers inférieurs de la surface du milieu de culture sont recouverts par ce semis de colonies. L'examen microscopique montre qu'il s'agit bien de bacilles de Koch.

Douze jours après (le 7 mars) les colonies sont au nombre d'une quarantaine. Elles atteignent à peine le volume d'une tête d'épingle et ne s'accroissent que très lentement, sans doute parce qu'on n'a pas ajouté de glycérine à la gélose qui a servi à préparer le milieu de culture. En effet plusieurs semaines après les colonies étaient restées sensiblement stationnaires comme volume.

Le tube de sang gélosé glycériné donne, 28 jours après l'ensemencement du culot, une culture apparente à l'œil nu. A la surface de la partie solide du milieu de culture, s'est développée une moisissure étoilée ; au centre de ce placard de moisissure, on voit une quinzaine de petites colonies saillantes d'un jaune brunâtre, du volume d'une toute petite tête d'épingle. Au microscope, on se rend compte que chacune de ces petites colonies est formée de bacilles tuberculeux isolés ou en amas, non granuleux.

Obs. 35. — *Méningite tuberculeuse, à forme typhoïde au début.*

H..., âgée de 16 ans, entre, le 4 février 1901, à l'Hôtel-Dieu, salle Sainte-Jeanne, au lit n° 2, dans le service du professeur Dieulafoy.

Cette malade, arrivée depuis peu de temps à Paris pour être domestique dans une maison de santé, a été prise, le mercredi 30 janvier, de céphalalgie et de diarrhée. Cet état persiste jusqu'à son entrée à l'hôpital.

5 *au matin.* — On trouve la malade couchée dans son lit en

chien de fusil, les yeux fermés, fuyant la lumière, poussant des gémissements continuels. A côté d'elle se trouve une cuvette remplie d'un liquide verdâtre, d'aspect bilieux, que la malade a vomi la nuit. Il faut insister pour faire sortir la malade de sa torpeur ; ses réponses sont pénibles et un peu incohérentes.

On ne trouve pas de raideur de la nuque, ni des muscles du tronc .

Mais, quand on assied la malade, les jambes se fléchissent énergiquement sur les cuisses, et toute tentative d'extension est douloureuse et impossible.

Strabisme convergent ; pas d'inégalité pupillaire. Les globes oculaires sont douloureux à la pression. Photophobie. Troubles vasomoteurs : la raie méningitique s'obtient facilement.

La langue est sèche, les dents fuligineuses. L'abdomen est souple. Autour de l'ombilic quelques pétéchies et quelques macules ressemblant à des taches rosées lenticulaires. Pas de gargouillements de la fosse iliaque droite. La rate paraît hypertrophiée. Il existe de la diarrhée.

La respiration est irrégulière. A l'auscultation, signes de bronchite généralisée. Cœur normal.

Les urines contiennent des traces d'albumine. La température est à 38°,5.

On pratique une ponction lombaire, on trouve une lymphocytose abondante.

On prescrit des bains tièdes.

6. — État subcomateux, respiration irrégulière, vomissements bilieux sans efforts. T., m., 38°,5 ; s., 39°,1 ; P. à 102 i. égal.

7. — Même état général, les vomissements ont cessé. T., m., 38° ; s., 39°,8 ; P., 86.

8. — Rétention d'urine qui oblige à sonder la malade. Constipation. Raideur de la nuque. T., m., 38° ; s., 39°.

La nuit suivante agitation. Puis la température s'élève, le matin du 9, à 39°,6. Raideur de la nuque et du dos. Rétention d'urine. Les lavements ont provoqué une selle. Le pouls est à 180, irrégal. Le soir, température 40°,8, la malade meurt à 9 heures du soir dans le coma.

A l'AUTOPSIE, on trouve une méningite avec exsudat fibrineux à la base.

Pas d'ulcérations intestinales ; les plaques de Peyer sont intactes. Ganglions mésentériques hypertrophiés et caséeux. Pas de granulations miliaires sur le péritoine.

Le foie est gros ; traces de périhépatite.

La rate est de volume normal.

Volumineuse adénopathie trachéobronchique avec foyers caséeux.

EXAMEN DU LIQUIDE CÉPHALO-RACHIDIEN

1° *Aspect macroscopique*. — Liquide très légèrement trouble. Formation d'un coagulum fibrineux très mince.

2° *Cytologie*. — Lymphocytose très abondante et pure.

3° *Examen bactériologique. Culture sur sang gélosé glycériné :*

a) Ensemencement, le 7 février, du culot de centrifugation du liquide céphalo-rachidien. La malade avait pris de l'iodure de potassium, qui n'a pas empêché le développement, en 16 jours, de 7 à 8 colonies.

b) Ensemencement du liquide centrifugé après ablation du coagulum fibrineux ; 16 jours après, abondantes colonies de bacilles de Koch.

OBS. 30. — *Méningite tuberculeuse à forme délirante
chez un tuberculeux pulmonaire.*

P..., 40 ans, doreur, entre à l'Hôtel-Dieu, le 8 mars 1901, salle Saint-Christophe, au lit n° 38, dans le service du professeur Dieulafoy.

Ce malade est amené à l'hôpital pour céphalalgie, délire et amnésie.

Il est tuberculeux depuis 20 ans ; à 33 ans, il a eu une pleurésie ; depuis il a eu des hémoptysies répétées. Pas d'habitudes d'éthylisme, pas de syphilis. Il a 4 enfants dont 2 sont tuberculeux.

Depuis 3 mois, il sent ses forces diminuer, il perd l'appétit et sa mémoire devient infidèle.

Depuis 3 semaines, il se plaint d'un mal de tête continu, avec crises intenses ; il a perdu progressivement la mémoire. Son caractère est devenu très irascible. Il n'a pas eu de crises convulsives. Il présente un peu de dyspnée.

Depuis 4 jours, il délire, a des idées de persécution. Il reconnaît ses amis, mais ne se rappelle pas qu'il les a vus la veille.

Sa femme a remarqué de la surdité du côté gauche. Vertiges fréquents suivis de chutes ; la marche est difficile. Constipation. Rétention d'urine. Tremblement des mains ; défaut de précision dans les mouvements.

Actuellement, on constate du délire ; le malade se lève à chaque instant, est agité, pousse des cris plaintifs. Pas de signes oculaires. Réflexe rotulien diminué à droite. Sensibilité cutanée normale. Pas de raideur de la nuque, ni de signe de Kernig. A l'auscultation, signes de caverne volumineuse au sommet gauche. On fait une ponction lombaire : lymphocytose avec quelques polynucléaires.

Le malade meurt 3 jours après, en plein délire.

AUTOPSIE. — *Encéphale.* — Congestion des méninges. Exsudat fibrineux étalé au niveau de l'espace perforé antérieur, à la face supérieure et inférieure du cervelet, sur le lobe moyen.

Granulations tuberculeuses à la convexité et le long des sylviennes.

Ventricules latéraux distendus par du liquide un peu trouble, abondant.

Poumons.—Volumineuses cavernes, multiples aux deux sommets. Adhérences pleurales. Infiltration granulique des deux poumons.

Tubercule gros comme une tête d'épingle sur la coupe d'un des reins.

EXAMEN DU LIQUIDE CÉPHALO-RACHIDIEN

10 *mars.* — *Ponction lombaire.*

1° *Aspect macroscopique.* — 25 centimètres cubes de liquide jaunâtre. Formation d'un caillot fibrineux filiforme flottant au centre du liquide.

2° *Cyto-diagnostic.* — Lymphocytes abondants et quelques polynucléaires.

3° *Examen bactériologique. Cultures sur sang gélosé glycériné.* — On ensemence le culot de centrifugation de 5 centimètres cubes de liquide.

Le 25 (15 jours après), culture d'une richesse considérable : semis de 90 colonies, grosses comme des pointes d'épingle. Le 30, les colonies sont grosses comme des têtes d'épingle.

OBS. 37. — *Méningite tuberculeuse chez un tuberculeux pulmonaire, trépané 3 ans avant pour mastoïdite.*

Jules D..., 30 ans, entre à l'Hôtel-Dieu, le 4 juin 1901, salle Saint-Christophe, lit n° 5, dans le service du professeur Dieulafoy.

On amène ce malade sans connaissance et agité, le soir du 4 juin. La nuit il est pris, par 3 fois, de crises convulsives surtout du côté gauche et surtout au niveau du membre supérieur.

Le lendemain matin, on trouve le malade pelotonné sur lui-même dans son lit ; il a les yeux ouverts mais semble inconscient. On ne peut lui faire dire aucune parole.

En interrogeant sa femme, on apprend que cet homme a été opéré il y a 3 ans par le docteur Marion, d'une mastoïdite gauche, qu'on crut tuberculeuse. La plaie ne se cicatrisant pas, on dut recourir successivement à une deuxième, puis à une troisième intervention. La plaie continua néanmoins à suinter jusqu'à maintenant. Au moment de sa première opération, le malade fut atteint d'une paralysie faciale gauche, qui persiste, et d'une hémiplégie transitoire (la femme ne sait plus de quel côté), en même temps que du strabisme, également transitoire ; mais l'œil gauche perdit sa fonction. Il y a deux mois, se forma un abcès qui fut incisé, au niveau de la clavicule gauche ; en même temps se développait une adénopathie cervicale du côté gauche. Le malade se mit à tousser, à expectorer de gros crachats muco-purulents ; il prit de l'huile de foie de morue.

Il y a 15 jours, il se plaignit de mal de tête, extrêmement intense
continuel, lui arrachant des cris, présenta de l'agitation, de l'in-
somnie. Il sentit diminuer ses forces. Bien qu'il n'eût pas de vertiges, sa marche devint difficile, incertaine. Sa femme, le voyant
tituber, l'accusait d'avoir bu, malgré ses dénégations.

Il y a 2 jours, il eut un ictus apoplectique. Puis il vomit, fut
pris de tremblement des membres supérieurs. Revenu de son ictus,
il présenta une certaine incohérence des idées. Il continua à se
plaindre d'une céphalée intense. Le matin du 4 juin, il put sortir,
descendre chez un marchand de vin, où il fut pris d'un second ictus
léger.

A l'examen du malade, on constate que le côté gauche de la face
est inerte, la bouche est attirée vers la droite, l'aile gauche du nez
soulevée à chaque mouvement respiratoire ; la paupière gauche
ne parvient pas à recouvrir complètement le globe oculaire. Derrière le pavillon de l'oreille gauche, on voit une cicatrice ancienne,
suintant en un point.

Pas de signes oculaires. On peut faire marcher le malade, mais
il faut le soutenir. Un peu de dyspnée. Pas de raideur de la nuque.
Le malade est pris de vomissements muqueux. Incontinence
d'urine. P., 88 ; T., 36°. Les urines contiennent un nuage d'albumine.

A l'auscultation, signes de bronchite généralisée.

L'examen des yeux, pratiqué par M. Terrien, révèle une névrite
optique double.

On prescrit 2 sangsues derrière l'oreille droite et une injection
de 500 grammes de sérum.

On pratique une ponction lombaire : lymphocytose abondante.

La nuit suivante, le malade est très agité.

6. — T., 36°,2. La veille au soir, 37°,4. Même état inconscient.
Le malade meurt dans la nuit.

A L'AUTOPSIE. — *Encéphale*. — Œdème cérébral. A la base du
cerveau, méninges opaques, présentant des granulations grisâtres. Rien sur la convexité. Hydropisie ventriculaire.

Cavité intrapétreuse nécrosée.

Poumons. — Tubercules ramollis aux deux sommets.

EXAMEN DU LIQUIDE CÉPHALO-RACHIDIEN

5 juin. — Ponction lombaire.

1° *Aspect macroscopique.* — Liquide clair. Formation d'un très mince caillot fibrineux.

2° *Cytologie.* — Lymphocytose abondante.

3° *Examen bactériologique. Culture sur sang gélosé glycériné.* — Ensemencement de quelques gouttes de liquide, au lit du malade. Culture lente. Deux mois après, on constate quelques colonies de bacilles de Koch.

OBS. 38. — *Méningite tuberculeuse. Cyto-diagnostic. Culture. Inoculation.*

La nommée C..., Graziella, domestique, âgée de 18 ans, entre, le 21 octobre 1902, à l'Hôtel-Dieu, salle Sainte-Jeanne, lit n° 19, service de M. le professeur Dieulafoy.

On fait le diagnostic de méningite tuberculeuse et on pratique la ponction lombaire à deux reprises : la première le 22 octobre ; la deuxième, le 25 octobre. Dès la première ponction, le cyto-diagnostic confirme le diagnostic. La malade meurt dans le coma le 26 octobre.

L'autopsie montre qu'il s'agissait bien de méningite tuberculeuse.

EXAMEN DU LIQUIDE CÉPHALO-RACHIDIEN

22 octobre, première ponction.

1° *Aspect macroscopique.* — Liquide clair.

2° *Cyto-diagnostic.* — Lymphocytes abondants, à l'état de pureté.

3° *Inoculation au cobaye.* — Un cobaye reçoit le 22 octobre, sous la peau du ventre, un quart de centimètre cube de liquide inoculé aussitôt après la ponction. Le 16 novembre (25 jours après), on constate déjà un petit nodule cutané, non ulcéré, avec un ganglion dans l'aine gauche. On sacrifie l'animal.

Autopsie. — Le petit nodule cutané, situé un peu à gauche de la ligne médiane, gros comme un pois, est dur, fibreux et caséeux au centre. Les ganglions inguinaux gauches, au nombre de deux, sont gros comme un pois et caséeux. Pas d'adénopathie inguinale à droite. Rate : 3 à 4 tubercules nets. Rien au foie, ni aux poumons, ni aux ganglions viscéraux.

25. — *Deuxième ponction.*

1° *Aspect macroscopique.* — Liquide légèrement trouble ; un caillot fibrineux se forme dans le tube laissé au repos.

2° *Culture.* — On ensemence, le 25 octobre, un tube de sang gélosé glycériné avec quelques gouttes de liquide recueillies directement. Au commencement de décembre, on constate quelques colonies, que l'examen microscopique montre être bien formées de bacilles tuberculeux.

3° *Inoculations.*

a) *Sous-cutanée au cobaye.* — Un cobaye de 600 grammes reçoit le 25 octobre sous la peau du dos, 3 centimètres cubes de liquide. Le 30 novembre, l'animal ne pèse plus que 370 grammes. Il présente, au niveau du dos à gauche, une masse indurée, non ulcérée, faisant corps avec la peau. Dans l'aine correspondante gauche, deux ganglions durs, un comme un pois, l'autre plus gros. Rien dans l'aine droite. On sacrifie l'animal ce jour-là.

Autopsie. — Lésion locale : très nombreux points caséeux avec quelques tubercules en semis à la périphérie comme chez le lapin. Ganglions caséeux dans l'aine gauche, normaux dans l'aine droite. Rate parsemée de gros tubercules saillants. Foie : rares petites taches de nécrose. Poumons : deux petits tubercules dans le lobe inférieur à droite.

b) *Intrapéritonéale au cobaye.* — Un cobaye de 650 grammes reçoit, le 25 octobre, dans le péritoine 3 centimètres cubes de liquide. Le 30 novembre, l'animal ne pesant plus que 590 grammes, on le sacrifie.

Autopsie. — Un petit ganglion caséeux dans l'aine droite. Rate et foie très tuberculeux. Poumons parsemés de tubercules gris ardoisé. Péritoine pariétal offre quelques rares tubercules, petits et transparents. Ganglions rétrosternaux gros et caséeux.

c) *Sous-cutanée au lapin.* — Un lapin de 1.400 grammes reçoit sous la peau du dos 3 centimètres cubes de liquide. Le 30 novembre, il pèse 1.020 grammes. On le sacrifie.

Autopsie. — Sous la peau du dos, au point d'inoculation, semis de petits tubercules, grenus, blanchâtres. Pas d'adénopathie. Rate et foie en apparence indemnes. Poumons : 2 tubercules très nets, dans le lobe inférieur à droite.

OBS. 30. — Méningite tuberculeuse.

D..., ouvrier tailleur, âgé de 42 ans, entre, le 23 octobre 1902, à l'Hôtel-Dieu, salle Saint-Christophe, lit n° 3, service du professeur Dieulafoy.

Ce malade est conduit à l'hôpital dans un état de subdélire et de somnolence, dont on arrive à le retirer par instants à force d'insistance ; il reconnaît à peine les personnes qui lui parlent ; il répond cependant lorsqu'on insiste, il commence sa réponse par quelques mots sensés, aussitôt suivis de phrases délirantes presque inintelligibles. Il porte fréquemment la main à sa tête et se plaint comme s'il en souffrait beaucoup.

On ne constate pas de phénomène de paralysie ni même de parésie, sauf pourtant de la rétention d'urine, qui oblige à le sonder. Rien aux poumons ; les bruits du cœur sont normaux, les urines ne contiennent ni sucre ni albumine ; le malade présente très nettement le phénomène de la raie méningitique.

Il n'a pas eu de vomissements depuis son entrée.

D'après les renseignements fournis par sa femme, il est malade depuis 13 jours.

Le 9 octobre, il rentre chez lui, aussi bien portant que d'habitude (bonne santé habituelle), mange de bon appétit ; puis, ayant un travail pressé à finir, il se met à coudre jusqu'à 2 heures du matin ; pendant le courant de la nuit, il se sent pris de froid intense, se couche transi et frissonnant (il habitait à ce moment un appartement un peu humide, depuis longtemps inhabité) ; il dort mal, se réveille avec un fort mal de tête, se sent « mal en train », pourtant il va à son travail qu'il peut continuer jusqu'au 13 octobre.

Ce jour-là, comme il se trouvait au restaurant, il tombe sans connaissance ; on le transporte chez lui dans cet état, et la perte de connaissance paraît avoir duré environ 15 minutes ; pendant l'ictus, il ne s'est pas débattu, n'a pas présenté de phénomènes de paralysie consécutifs ; pas de vomissements.

Un médecin vient le voir ; depuis ce jour il est resté couché, le délire s'est montré peu à peu ; d'abord la nuit les maux de tête ont persisté presque continuellement, et cet état semblant s'aggraver, il entre à l'hôpital.

Le 24 au matin, c'est-à-dire le lendemain de son entrée, on constate les symptômes que nous avons signalés au début de l'observation, c'est-à-dire : subdélire, maux de tête, rétention d'urine, pas de constipation, pas de phénomène de paralysie ; rien aux poumons, rien au cœur, urines normales ne contenant ni sucre ni albumine. Température 39°. Pouls à 101. Raie méningitique très nette.

Pas de vomissements.

Pas de signe de Kernig.

De plus, nous apprenons que le malade a eu un chancre syphilitique, il y a une vingtaine d'années ; puis la roséole, des maux de tête fréquents ; il ne paraît pas avoir présenté d'autres accidents spécifiques.

La syphilis n'est pas douteuse, elle a été constatée par plusieurs médecins et a été la cause de son divorce avec sa première femme ; donc, aucun doute à cet égard.

Pas d'antécédents bacillaires ni personnels, ni héréditaires.

En résumé, nous nous trouvons en présence d'un malade présentant un ensemble de symptômes qui permet d'incriminer l'encéphale ; l'absence du signe de Kernig et de signes médullaires permet de supposer qu'il ne s'agit pas de méningite cérébro-spinale, à laquelle on pouvait penser en raison du début brusque et de l'absence de signes bacillaires.

En présence d'antécédents syphilitiques non douteux, on peut se demander s'il ne s'agit pas là d'une syphilis cérébrale, méningite syphilitique ou gomme localisée à une région indifférente du cerveau, puisqu'aucun signe précis de localisation n'existe.

M. Dieulafoy fait remarquer la difficulté de ce cas, il ajoute que, s'il ne peut *officiellement* affirmer ici la méningite tuberculeuse, cependant, *officieusement*, il se prononce nettement pour ce diagnostic. La syphilis cérébrale sans signe de localisation est rare ; la tuberculose méningée peut revêtir toutes les formes.

25. — *Ponction lombaire* : liquide clair, légèrement opalescent. L'état subcomateux s'est accusé ; raideur de la nuque.

26. — État à peu près comateux.

Le malade geint et se plaint d'une façon continuelle.

Il semble souffrir beaucoup de la tête.

Rétention d'urine, il faut le sonder.

Vers 6 heures du soir il commence à se plaindre davantage, puis il pousse de véritables hurlements qui ont obligé à le transporter dans une salle isolée.

On fait une nouvelle ponction lombaire : liquide opalescent. À 6 heures et demie, sueurs abondantes et glacées ; mort à 11 heures du soir sans autre phénomène.

Autopsie le 28. — Lésions classiques de la méningite tuberculeuse. Les méninges rachidiennes n'ont pas été examinées.

EXAMEN DU LIQUIDE CÉPHALO-RACHIDIEN

25 *octobre*. — *Première ponction.*

1° *Aspect macroscopique*. — Liquide clair, légèrement opalescent.

2° *Cyto-diagnostic*. — Lymphocytose pure.

3° *Culture sur sang gélosé*. — Le 25 octobre, on ensemence deux tubes de sang gélosé glycériné : l'un avec quelques gouttes du liquide recueilli directement à l'émission, l'autre avec le culot de centrifugation. Le premier tube maintenu à l'étuve, incliné pendant quelques jours, au cours desquels l'étuve monte jusqu'à 40°

et même 41°, est ensuite redressé. Le 25 décembre, pas de colonies apparentes à la surface du milieu de culture, mais sur la paroi du tube de verre ; au niveau de la surface du liquide de condensation, on voit 4 à 5 colonies grisâtres en petites têtes d'épingle ; ces colonies étaient certainement visibles il y a plus de 15 jours, peut-être même 3 semaines, mais on n'y avait pas porté attention. Aujourd'hui, 25 décembre, l'examen microscopique montre qu'il s'agit bien de bacilles tuberculeux, isolés ou en amas.

4° *Inoculations au cobaye.* — Elles ont été faites à l'animal immédiatement après la ponction.

a) Sous-cutanée. — Un cobaye reçoit sous la peau le 25 octobre 3 centimètres cubes de liquide. Le 20 novembre, il offre un chancre croûteux et une adénopathie inguinale. On le sacrifie ce jour-là.

Autopsie. — Pus abondant sous la croûte du chancre cutané ; les ganglions inguinaux, moyennement hypertrophiés, sont caséeux. Ganglions mésentériques et rétro-sternaux caséeux. Un petit tubercule dans la rate. Rien au foie ni aux poumons.

b) Intrapéritonéale. — Un cobaye reçoit le 25 octobre dans le péritoine 3 centimètres cubes de liquide. On le sacrifie le 20 novembre.

Autopsie. — 5 à 6 gros tubercules disséminés sur le péritoine pariétal. Grand épiploon rétracté, formant la corde, farci de tubercules. Rate grosse et criblée de tubercules. Foie tacheté de fins placards de nécrose. Poumons : un tubercule dans le lobe supérieur du poumon gauche. Ganglions rétro-sternaux claviculaires, gros et caséeux.

20. — *Deuxième ponction.*

1° *Recherche directe du bacille.* — On centrifuge aussitôt après la ponction, pendant dix minutes, avec l'appareil de Krauss 3 centimètres cubes du liquide recueilli aseptiquement. Le culot obtenu est déposé sur une lame et coloré par la solution de Ziehl à chaud, puis décoloré par l'acide nitrique au quart. L'examen microscopique, pratiqué minutieusement, montre un bacille de Koch granuleux unique mais très net.

2° *Inoculations.* — Le liquide est inoculé aussitôt après la ponction.

a) Intrapéritonéale au cobaye du culot de centrifugation. — Un cobaye de 420 grammes reçoit le 20 octobre, dans le péritoine, 1 centimètre cube d'eau salée stérilisée tenant en émulsion le culot de centrifugation de 3 centimètres cubes de liquide céphalo-rachidien. Le 30 novembre, l'animal ayant maigri et ne pesant plus que 355 grammes, on le sacrifie.

Autopsie. — Masses caséeuses dans la paroi abdominale antérieure, indiquant qu'une goutte de l'émulsion y est restée lors de l'injection. Ganglions inguinaux caséeux. Péritoine : pas de tubercules sur la séreuse pariétale, excepté au niveau du diaphragme, qui est criblé de tubercules. Ganglions rétro-sternaux gros et caséeux. Rate et foie tuberculeux. Poumons parsemés de petits tubercules.

b) Sous-cutanée au lapin. — Un lapin de 2.050 grammes reçoit, le 20, sous la peau du flanc gauche, 5 centimètres cubes de liquide. Le 30 novembre, il pèse 2.120 grammes ; on le sacrifie.

Autopsie. — Amas de nombreuses petites granulations blanchâtres sous la peau au point d'inoculation. Pas d'adénopathie inguinale ni axillaire. Rien aux viscères. Pas encore de tubercules pulmonaires.

c) Intrapéritonéale au lapin. — Un lapin de 2.050 grammes reçoit dans le péritoine 5 centimètres cubes de liquide, dont une partie est injectée sous la peau par erreur. Le 30 novembre, l'animal pèse 2.540 grammes ; on le sacrifie.

Autopsie. — Plaques de petits tubercules en grains de semoule sous la peau et dans la paroi abdominale antérieure, au point d'inoculation. Pas d'adénopathie inguinale ni axillaire.

Péritoine : tubercules nombreux parsemant le grand épiploon qui n'est pas rétracté ; les tubercules sont transparents avec un petit point opaque central ; ils ont le volume d'une grosse tête d'épingle. Quelques tubercules sur le gros intestin et sur le mésentère. Pas d'adénopathie. Rien au foie ni à la rate.

Poumons : un tubercule dans le lobe supérieur gauche et un tubercule dans le lobe inférieur droit.

Obs. 40. — *Tuberculose pulmonaire. Méningite terminale. Cyto-diagnostic. Recherche positive du bacille par l'examen direct, la culture et l'inoculation.*

Le nommé G..., Jean-Baptiste, âgé de 22 ans, entre à l'Hôtel-Dieu, le 18 décembre 1902, salle Saint-Christophe, lit n° 23, service de M. le professeur Dieulafoy.

Le malade est dans le coma, en chien de fusil, avec de la contracture de la nuque, un pouls fréquent et irrégulier. Le diagnostic de méningite tuberculeuse est porté.

Le 20 décembre, on pratique une première ponction lombaire : l'aiguille est enfoncée entre les apophyses épineuses des 3° et 4° lombaires ; il s'écoule un liquide clair, à peine ambré, qui fournit au repos un mince caillot filiforme.

Le 22 décembre, à 6 heures du soir, on pratique une seconde ponction lombaire, entre la 2° et 3° vertèbre.

Aussitôt après, à 6 heures et quelques minutes, on injecte dans la veine du bras du malade 6 centimètres cubes d'une solution de collargol.

Le malade meurt dans le coma et l'asphyxie quelques heures après, à 1 heure du matin.

Autopsie. — L'autopsie confirme le diagnostic de méningite bacillaire et montre que cette localisation est secondaire à une tuberculose pulmonaire très avancée.

Cerveau. — La convexité présente un léger exsudat trouble au niveau des confluents des circonvolutions, avec quelques tubercules parsemés en ces régions.

La base offre des lésions très nettes de méningite bacillaire : exsudat fibrineux épais, couenneux au niveau du chiasma et de l'espace perforé antérieur, ainsi qu'à la face interne des 2 lobes frontaux qui sont comme soudés par une substance analogue à de la gelée, et dont la substance corticale au niveau des portions adhérentes est manifestement ramollie.

Les deux sylviennes, mises à nu au fond de leur scissure respectée, sont trouvées parsemées de granulations tuberculeuses de différents volumes, dont plusieurs jaunes et opaques.

Exsudat fibrineux le long du vermis inférieur du cervelet.

Abondante sérosité distendant les ventricules latéraux.

Thorax. — Tuberculose très avancée des deux poumons. Caverne au sommet du poumon gauche. Masses d'infiltration caséeuse et tubercules disséminés dans les deux tiers supérieurs des poumons, dont le tiers inférieur seulement est épargné.

Cœur. — Rempli de caillots fibrineux jaunes, surtout au niveau des cavités droites .

Abdomen. — *Foie* : gras, un peu muscade.

Rein : petit, sans tubercules apparents.

EXAMEN DU LIQUIDE CÉPHALO-RACHIDIEN

20 décembre. — *Première ponction lombaire. Cyto-diagnostic.* — L'examen microscopique du culot obtenu par centrifugation de 3 centimètres cubes du liquide montre, après coloration des préparations à la thionine, une lymphocytose de moyenne intensité, avec quelques rares leucocytes polynucléaires disséminés.

22. — *Deuxième ponction lombaire.* — Le liquide, recueilli 7 heures avant la mort, était clair, non purulent. Trois centimètres cubes de ce liquide, recueilli aseptiquement, ont été centrifugés à l'aide de l'appareil de Krauss une demi-heure après la ponction, pendant 10 minutes, et le culot obtenu a été étalé sur deux lames : l'une qui a servi au cyto-diagnostic ; l'autre, à la recherche des bacilles par la coloration au Ziehl et l'examen direct.

Cyto-diagnostic. — Lymphocytes et quelques rares polynucléaires.

Recherche des bacilles par l'examen microscopique direct. — Après fixation de la préparation avec quelques gouttes d'alcool-éther, on la plonge un quart d'heure dans un bain de liqueur de Ziehl tiède, puis on la décolore à l'acide nitrique au tiers. On examine alors au microscope avec l'objectif à immersion. Cet examen montre après une courte recherche deux bacilles qui ont tous les caractères morphologiques du bacille de Koch, et qui sont associés par une de leurs extrémités de façon à figurer un angle obtus ou un V largement ouvert. Le résultat de cette recherche immédiate du bacille est donc positif.

Culture sur sang gélosé. — Le 22 décembre, on ensemence deux tubes de sang gélosé glycériné, l'un avec quelques gouttes du liquide en présentant directement le tube de culture sous le pavillon de l'aiguille, l'autre avec le culot obtenu par centrifugation.

Le premier tube ensemencé avec quelques gouttes présente au bout de 3 semaines (15 janvier) des colonies visibles à l'œil nu. Le 22 janvier, ces colonies sont très nettes, au nombre d'une douzaine, et concentrées au niveau de la surface libre du liquide de condensation. L'examen microscopique d'une de ces colonies, pratiqué le 31 janvier, montre des bacilles tuberculeux caractéristiques, isolés ou en moustaches.

Le tube, ensemencé avec le culot de centrifugation, s'est révélé contaminé au bout de 48 heures et a été jeté.

Inoculation au cobaye des colonies développées sur sang gélosé. — Le 21 mars 1903, on inocule, sous la peau d'un cobaye de 305 grammes, deux colonies d'un tube ayant séjourné 3 mois à l'étuve. L'animal meurt spontanément 2 mois après (21 mai).

Autopsie. — Chancre croûteux. Ganglions inguinaux caséeux ; rate énorme parsemée de placards ; foie tacheté de placards jaunes. Poumons criblés de tubercules à centre opaque ; ganglions du médiastin caséeux.

Un second inoculé le 18 avril avec une colonie provenant d'une culture de 28 jours, obtenue par repiquage de la culture mère, est mort le 8 juin. A l'autopsie, petits chancres croûteux, adénopathie axillaire et inguinale ; ganglions viscéraux caséeux. Rate très volumineuse (9 gr.), foncée, avec quelques petits points blancs. Un peu de liquide rosé et visqueux dans le péritoine. Foie tacheté de placards étendus, la plupart jaunâtres, teintés par la bile. Poumons criblés de tubercules.

Inoculations du liquide.

1° *Au cobaye.* — On n'a inoculé que le liquide de la 2° ponction.

a) Sous-cutanée. — Un cobaye de 580 grammes reçoit le 22 décembre, sous la peau du ventre, 2 centimètres cubes du liquide, une demi-heure après la ponction. Un mois après, il présente un petit chancre et une adénopathie inguinale double de moyen volume. Il est sacrifié le 22 janvier.

Autopsie. — Les ganglions inguinaux sont caséeux des deux côtés ; la rate est un peu augmentée de volume avec quelques rares tubercules disséminés à sa surface ; le foie et les poumons paraissent indemnes. Les ganglions iliaques commençaient à s'hypertrophier.

b) Intrapéritonéale. — Un cobaye de 450 grammes reçoit, le 22 décembre, une demi-heure après la ponction, 3 centimètres cubes du liquide. Il est sacrifié le 22 janvier (1 mois après).

Autopsie. — Corde épiploïque épaisse, criblée de gros tubercules, ramassée transversalement dans l'abdomen au niveau de la grande courbure de l'estomac.

Rate d'apparence normale ; foie : placards de multiples taches de nécroses, confluentes, répondant à la région d'inoculation. La paroi abdominale présente à ce niveau un tubercule à sa face profonde. Les poumons présentent quelques taches suspectes.

c) Intramammaire. — Un cobaye femelle en lactation, pesant 580 grammes, reçoit le 22 décembre, une demi-heure après la ponction, 1 centimètre cube de liquide en plein parenchyme de la mamelle gauche. Déjà 6 jours après (28 décembre), la mamelle, volumineuse, fait sourdre, lorsqu'on la presse, un liquide jaune opaque au niveau du mamelon ; dans ce liquide, l'examen microscopique des préparations colorées par le Ziehl montre des bacilles en amas et assez longs, offrant tous les caractères morphologiques du bacille de Koch. Il n'y a pas encore d'adénopathie.

Le 22 janvier 1903, la mamelle est demeurée volumineuse et est accompagnée maintenant de 2 ganglions, un gros et un petit. Pas d'adénopathie dans l'aine droite.

L'animal est sacrifié ce jour-là.

Autopsie. — Mamelle gauche hypertrophiée, grisâtre à la coupe, avec quelques points jaunâtres, fournissant à la pression un pus crémeux, épais. Les deux ganglions inguinaux gauches sont franchement caséeux. Rate volumineuse avec un assez grand nombre de tubercules très apparents. Le foie et les poumons paraissent indemnes. Ganglions iliaques gauches hypertrophiés et caséeux.

2° *Au lapin*. — Un lapin de 2.850 grammes reçoit le 22 décembre, une demi-heure après la ponction, 3 centimètres cubes de liquide sous la peau du ventre ; on le sacrifie le 22 février 1903 (2 mois après l'inoculation).

Autopsie. — Localement, sous la peau de la paroi abdominale antérieure, plaques de semis de grains jaunes au point d'inoculation. Rate et foie en apparence normaux. Poumons : un gros tubercule dans la portion supérieure du lobe inférieur du poumon droit. L'animal n'était pas amaigri.

En résumé, les 3 cobayes et le lapin inoculés ont été tous tuberculisés.

Obs. 41. — *Tuberculose pulmonaire. Méningite terminale. Cyto-diagnostic. Recherche positive du bacille par l'examen direct, la culture et l'inoculation.*

La nommée L...., Olympe, âgée de 23 ans, modiste, entre le 8 mars 1903 à l'Hôtel-Dieu, salle Sainte-Jeanne, lit n° 3, service de M. le professeur Dieulafoy.

Elle était soignée depuis plusieurs semaines en ville pour de la tuberculose pulmonaire ; elle entre à l'hôpital pour des accidents méningés. Le diagnostic de méningite tuberculeuse est porté. Le 9 mars, on pratique la ponction lombaire, et on retire un liquide légèrement opalescent ; un liquide fibrineux se forme dans le liquide laissé au repos. Les jours suivants, la maladie est dans la période de rémission trompeuse. Le 18 mars, la température remonte, le pouls dépasse 140, l'amaigrissement est considérable ; on pratique une 2ᵉ ponction lombaire, qui ramène un liquide opalescent. La malade meurt le 10 ; l'autopsie n'a pu être pratiquée.

EXAMEN DU LIQUIDE CÉPHALO-RACHIDIEN

9 mars. — *Première ponction.*

1° *Aspect macroscopique.* — Liquide opalescent. Formation d'un caillot fibrineux.

2° *Cyto diagnostic.* — Lymphocytes très nombreux ; quelques polynucléaires.

3° *Recherche du bacille par l'examen direct.* — On centrifuge 4 centimètres cubes de liquide pendant 10 minutes et on étale le culot sur 3 lames. Les préparations sont colorées au Ziehl. La recherche des bacilles au microscope est négative, et pourtant le liquide contenait des bacilles, comme l'a montré plus tard la culture.

4° *Culture.* — Le 9 mars, on ensemence un tube de sang gélosé glycériné avec quelques gouttes de liquide recueilli directement. Le 3 avril, on constate une vingtaine de grosses colonies en tête d'épingle, disséminées à la surface, mais noyées sous le liquide de condensation ; elles doivent être apparues depuis plusieurs jours.

5° *Inoculations.*

a) *Sous-cutanée au cobaye.* — Un cobaye de 305 grammes reçoit sous la peau 1 centimètre cube de liquide. Le 9 avril, l'animal ne pèse plus que 375 grammes. Localement on constate une induration non ulcérée, s'accompagnant d'une adénopathie axillaire. On sacrifie l'animal. A l'autopsie, localement, infiltration de pus caséeux. Gros ganglions axillaires caséeux en partie. Rate un peu hypertrophiée et ponctuée de tubercules. Foie : 1 à 3 petites taches seulement. Poumons : quelques petits tubercules disséminés.

b) *Sous-cutanée au lapin.* — Un lapin de 2.101 grammes reçoit sous la peau du cou 4 centimètres cubes de liquide. Sacrifié le 18 juin, il est trouvé sain à l'autopsie.

18. — *Deuxième ponction.*

1° *Recherche du bacille par l'examen direct.* — On centrifuge pendant 10 minutes 5 centimètres cubes de liquide immédiatement après la ponction et on étale le culot sur 2 lames. Dans l'une de ces préparations, colorées au Ziehl, on trouve 2 bacilles tuberculeux, dans l'autre on en trouva 5, tout à fait caractéristiques ; il n'y pas de causes d'erreur possible, la recherche ayant été pratiquée avec la plus rigoureuse asepsie.

2° *Culture.* — Le 18 mars, on ensemence un tube de sang gélosé glycériné avec quelques gouttes de liquide. Dès le 3 avril, on constate une grande quantité de colonies fines en pointe d'épingle dans la partie humide du tube.

L'examen microscopique montre qu'il s'agit bien de bacilles tuberculeux.

INDEX BIBLIOGRAPHIQUE

Achard et Laubry, *Soc. méd. des hôpitaux de Paris*, 28 juin 1901.

Achard, Lœper et Laubry, *Arch. de méd. expérimentale*, juillet 1901.

Achard et Lœper, *Presse méd.*, 1901, n° 73.

Arloing, *Rev. de méd.*, 1887, p. 97.

Arloing, *Leçons de tuberculose*, 1892, p. 152.

Arloing et Courmont, *Gazette des hôpitaux*, 1901.

Arloing et Courmont, *Presse méd.*, 1er septembre 1900.

Armand-Delille, *Soc. de biol.*, 26 juillet 1902.

Armand-Delille et Babonneix, *Ibid.*, 10 mai 1902.

Bard, *Bulletin méd.*, 5 janvier 1901.

Bard, *Sem. méd.*, 14 janvier 1903.

Bard, *Soc. de biologie*, 18 février et 6 juillet 1901.

Barjon et Gade, *Soc. de biologie*, 1901.

Barth, *Sem. méd.*, 27 août 1902.

Bendix, *Deutsche Woch.*, 1901, p. 476.

Bendix, *Presse méd.*, 1901, p. 348.

Bernard, *Lyon méd.*, 1901, n° 30.

Bernheim et Moser, *Wiener klin. Wochens.*, 1897, p. 468.

Bezançon et Griffon, *Soc. de biologie*, 4 février et 24 juin 1899.

Bezançon et Griffon, *Ibid.*, 14 et 21 février, 9 mai 1903.

Bezançon, Griffon et Phillibert, *Ibid.*, 7 février 1903.

Brissaud et Bréoy, *Soc. méd. des hôpitaux de Paris*, 14 mars 1902.

Brissaud et Sicard, *Soc. méd. des hôpitaux de Paris*, 15 mars 1901.

Bruneau et Hawthorn, *Marseille méd.*, mars 1902, n° 5.

Carrière, *Nord méd.*, 15 juin 1902.

Carrière, *Soc. de biologie*, 6 juillet 1901.

Castaigne, *Presse méd.*, 7 novembre 1900.

Chantemesse, Th. Paris, 1884.

Chavigny, *Rev. de méd.*, 10 janvier 1903.

Concetti, *Riforma medica*, 15 octobre 1902; 146.

P. Courmont, *Soc. de biologie,* 1898.

P. Courmont, *Ibid.,* 24 novembre 1900.

P. Courmont, *Congrès de la tuberculose,* Paris, 1898.

P. Courmont, *Arch. de méd. expérimentale,* novembre 1900.

Cruchet, *Soc. de neurologie,* 6 novembre 1902.

Cruchet, *Réunion biologie de Bordeaux, in Soc. de biologie,* décembre 1902.

Cuffer, *Soc. clin.,* 1878.

Descos, *Journal de phys. et de path. gén.,* 15 janvier 1903.

Dircksen, Th. Paris, 1901.

Denigès et Sabrazès, *Rev. de méd.,* octobre 1895.

Führbringer, *Sem. méd.,* 1897, p. 437.

Gaillard, *Soc. méd. des hôpitaux de Paris,* juin 1903.

Guinon et Simon, *Soc. de pédiatrie,* avril et mai 1902.

Griffon, *Soc. de biologie,* janvier et mars 1901.

Griffon et Gandy, *Soc. méd. des hôpitaux de Paris,* 1902, p. 737.

Hawthorn, *Soc. de biologie,* 27 mai 1902.

Hawthorn, *Journal de phys. et de path. gén.,* 16 janvier 1903.

Henkel, *Münch. med. Wochen.,* 5 juin 1900.

Heubner, *Deutsche medicinische Wochenschrift,* 1897, p. 109.

Holdheim, *Ibid.,* 1896, n° 34.

Hirshhorn, Th. Paris, mars 1903.

Hutinel, *Traité de médecine,* Brouardel et Gilbert, t. IX, p. 337.

Jousset, *Sem. méd.,* 21 janvier 1903.

Léri, *Soc. de biologie,* 5 juillet 1902.

Léri, *Arch. de méd.,* avril 1902.

Lenhartz, *Sem. méd.,* 1897, p. 241.

Lichtheim, *Berliner klin. Woch.,* 1895, p. 169 ; 272.

Lewkowicz, *Pr. méd.,* 17 août 1901.

Lewkowicz, *Jahrbuch f. kinderheilk.,* 1901.

Marfan, *Presse méd.,* 8 septembre 1897, p. 141.

Marfan, *Traité des maladies de l'enfance,* t. IV, p. 361.

Marcou-Mutzner, *Arch. gén. méd.,* septembre 1901, p. 345.

Méry et Babonneix, *Soc. de pédiatrie,* 1902.

Méry et Babonneix *Soc. méd. des hôpitaux de Paris,* 1902.

Monti, *Arch. für Kinderheilkunde,* 1898, Bd XXIV.

Nattan-Larrier et Griffon, *Soc. de biologie,* 14 février 1903.

Nikitine, *Arch. russes de path., de méd. int. et de bactériol.,* t. XIV, p. 585.

Nobécourt et Roger Voisin, *Rev. mens. des mal. de l'enfance,* septembre 1902.

Plaundler, *Jahrbuch f. Kinderheilk.,* 1899.

Potet, Th. Lyon, 1902.

Rendu et **Géraudel**, *Soc. méd. des hôpitaux de Paris*, 5 juillet 1901.

Souque et **Quiserne**, *Soc. méd. des hôpitaux de Paris*, 21 juin 1901.

Sicard, *Le liquide céphalo-rachidien*, 1902 (Aide-Mém. Leauté).

Sicard, Th. Paris, 1899.

Sicard, *Soc. de biologie*, 27 décembre 1902.

Sicard, *Ibid.*, 30 novembre 1901.

Tripier, *Sem. méd.*, 23 juillet 1902.

Varlot, *Presse méd.*, juin 1903.

Wenworth, *Arch. of Pediatrics*, 1896, p. 567.

Widal, *Presse méd.*, 5 octobre 1901, p. 189.

Widal, **Sicard** et **Ravaut**, *Soc. de biologie*, 13 octobre 1900.

Widal, **Sicard** et **Ravaut**, *Soc. méd. des hôpitaux de Paris*, 18 janvier 1901.

Widal, **Sicard** et **Ravaut**, *Presse méd.*, 24 octobre 1900.

Widal, **Sicard** et **Lesné**, *Soc. de biologie*, 23 juillet 1898.

Widal, **Sicard** et **Monod**, *Ibid.*, 8 novembre 1900.

Widal et **Le Sourd**, *Soc. méd. des hôpitaux de Paris*, février 1902.

Widal et **Le Sourd**, *Soc. de biologie*, 20 juillet 1902.

Widal et **Sicard**, *Traité de path. générale de Bouchard*, t. VI, p. 623.

Widal et **Ravaut**, *Ibid.*, p. 563.

Widal et **Lesné**, *Ibid.*, p. 601.

Zanier, *Centralblatt für Physiol.*, 1896, p. 353.

TABLE DES MATIÈRES

27-7-03. — Tours, Imp. E. Arrault et Cⁱᵉ.

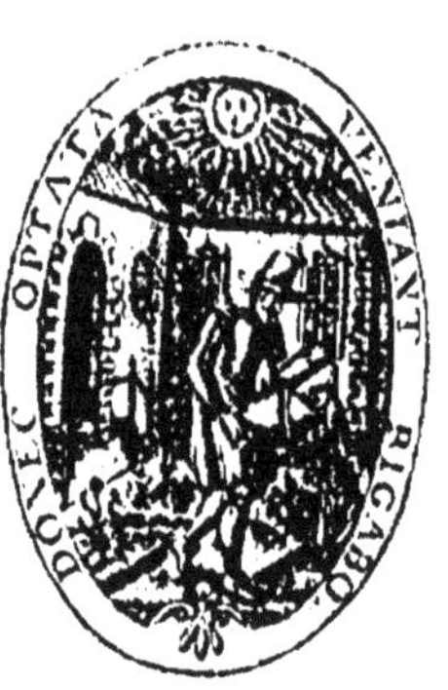

Tours — Imp. E. Arrault et Cᵉ,